Blutdruck senken ohne Medikamente

Handbuch zur Heilung der Hypertonie mit Naturheilmitteln in 30 Tagen! Auf natürlichem Wege, ohne Pillen und auf Dauer

Eva Coleman, Janina Kappel

Inhalt

Impressum

Die in diesem Buch veröffentlichten Inhalte und Ratschläge wurden vom Verfasser sorgfältig und nach bestem Wissen und Gewissen erarbeitet. Eine Haftung des Verfassers oder des Verlages für Personen-, Sach- und Vermögensschäden ist dennoch ausgeschlossen. Die Empfehlungen und Informationen können keinesfalls eine ärztliche Behandlung ersetzen; die individuelle Therapie bestimmt der Arzt.

Der Autor distanziert sich ausdrücklich von Textpassagen, die im Sinne des § 111 StGB interpretiert werden könnten. Die entsprechenden Informationen dienen dem Schutz des Lesers. Ein Aufruf zu unerlaubten Handlungen ist nicht beabsichtigt.

Sämtliche Angaben, Quellen, Referenzen und Anschriften wurden sorgfältig recherchiert. Im Laufe der Zeit können sich jedoch unerwartete Änderungen ergeben, sodass keinerlei Haftung oder Gewähr übernommen werden kann.

Verlag: Eva Coleman

Kontakt: evacoleman63@gmail.com

Vorwort

Nach Angabe der Weltgesundheitsorganisation (WHO) leiden 25% der erwachsenen Weltbevölkerung unter hohem Blutdruck (Hypertonie). Allein in Deutschland, wo jeder Zweite an Herz-Kreislauf-Erkrankung stirbt, sind schätzungsweise 35 Millionen Menschen davon betroffen.

Im Allgemeinen, je höher der Blutdruck, desto kräftiger muss das Herz arbeiten. Das Herz muss sich dieser erhöhten Beanspruchung anpassen und der Herzmuskel wir dadurch steifer. Ein ständiger Bluthochdruck richtet viel Schaden im Körper an. Bei Nichtbehandlung kann Hypertonie eine Reihe von Gesundheitsproblemen verursachen – Herz, Gehirn, Blutgefäße, Augen und Nieren sind besonders gefährdet.

Ernährung und Lifestyle-Maßnahmen sind in den meisten Fällen effektiver in der Prävention als Medikamente. Obwohl verschreibungspflichtige Medikamente zur Erniedrigung des Blutdrucks in manchen Fällen notwendig sind, können die Lebensstilmaßnahmen die wir in diesem Buch besprechen werden, dabei helfen, die Notwendigkeit dieser Medikamente zu reduzieren. Zudem ist es immer besser (wenn möglich) auf Blutdruckmedikamente zu verzichten, da diese von recht erheblichen Nebenwirkungen begleitet werden können. Darüber hinaus kann man beim durchlesen des Beipackzettels, Betroffenen kaum verdenken, dass die meisten diese Medikamente lieber meiden!

Glücklicherweise ist ein hoher Blutdruck vermeidbar und kann auch effektiv behandelt werden. In den meisten Fällen sind Lifestyle-Maßnahmen, dazu gehört eine blutdrucksenkende Ernährung zum Beispiel, ausreichend um Ihren Blutdruck zu stabilisieren. Mit präventiven Maßnahmen können Sie Ihren Blutdruck kontrollieren sowie Ihre Gesundheit schützen. Immerhin ist Vorbeugung die beste Medizin! Ihr Körper wird es Ihnen danken!

In diesem Buch werden wir die nichtmedikamentösen Behandlungs- und Vorbeugungsstrategien erläutern. Am Ende dieses Leitfadens werden Sie:

- Die Ursachen des erhöhten Blutdruckes verstehen, sowie die Auswirkungen von Bluthochdruck auf Ihren Köper und Ihre Gesundheit.
- Wissen wie man den Blutdruck genau misst!
- Die mit Bluthochdruck verbundenen Risiken erkennen und verstehen.
- Verstehen wie man den Blutdruck natürlich regulieren und senken kann.
- Erfahren wie Sie, in verschiedenen Bereichen des Alltagslebens, blutdrucksenkende Lebensstilmaßnahmen aufnehmen können.
- Wissen und verstehen wie man, wenn bei Ihnen die Diagnose Hypertonie gestellt wurde, den Bluthochdruck behandeln kann.
- Bescheid wissen, wie man eine ausgewogene und nährstoffreiche Ernährung zusammenstellen kann.
- In der Lage sein, ein Übungsprogramm zusammenzustellen, durchzuführen, und dadurch Abnehmen und Gesundbleiben.

- Verstehen wie man durch Entspannungstechniken gesund mit Stress umgehen kann.
- Wissen welche Medikamente und Substanzen den Blutdruck erhöhen und was Sie tuen können, um diese zu meiden.
- Imstande sein, Ihren Blutdruck zu senken und Ihre Gesundheit und Wohlbefinden auf Dauer zu verbessern!

Die verschiedenen antihypertensiven Therapiemöglichkeiten in diesem Leitfaden sind logisch aufgebaut und deutlich, in einfach verständlicher Alltagssprache, erklärt. Das wichtigste Ziel dieses Handbuches liegt darin, Ihnen ausreichende Kenntnisse zu bieten, sodass Sie Ihre Gesundheit selbst in die Hand nehmen können!

Abschließend möchte ich Sie dazu gratulieren, dass Sie den ersten Schritt zur Verwirklichung eines besseren und gesünderen Lebens unternommen haben! Ich wünsche Ihnen viel Erfolg auf diesem Weg – jeder einzelne Schritt in die richtige Richtung, ist wichtig und wertvoll.

Herzliche Grüße,

Eva Coleman

Abschnitt 1: Wie funktioniert der Blutdruck?

Bluthochdruck oder Hypertonie – manchmal auch als der lautlose Killer bezeichnet – verläuft zunächst ohne spürbare Symptome. In der Gegenwart von Bluthochdruck erleben manche Menschen Schmerz in der Brust, Übelkeit, Kopfschmerzen, Kurzatmigkeit, Herzklopfen oder Nasenbluten als Nebenwirkungen. Viele Betroffene haben aber trotz hohem Blutdruck kaum Beschwerden und nehmen jahrelang keine Symptome wahr – bis es dann nach ein paar Jahren schon fast zu spät ist und der erhöhte Blutdruck inzwischen bereits die Blutgefäße krankhaft verändert hat.

Der erste Schritt zur Prävention und Bewältigung von Hypertonie besteht darin, den Blutdruck, seine Ursachen und Auswirkungen, zu kennen und zu verstehen. In diesem Kapitel werden wir diese Fragen für Sie beantworten.

1. *Bluthochdruck und Blutdruckmessungen verstehen*

Der Blutdruck ist eine Messung für die Kraft, mit der das Blut gegen die Wände der Schlagadern drückt. Die Schlagadern sind die großen Blutgefäße, die Blut von dem Herzmuskel zu den Organen und Muskeln des Körpers transportieren. Wenn das Blut durch den Körper zirkuliert wird, drückt das Blut gegen die Arterienwand. Der vom Blut ausgeübte Druck auf die Wände der Arterien wird als

Blutdruck bezeichnet.

Bluthochdruck ist ein medizinischer Zustand bei dem die Blutgefäße, insbesondere die Arterien, über einen längeren Zeitraum einem relativ hohen Druck ausgesetzt sind. Die vermehrte Druckbelastung führt zu einem Aufbau von Plaque in den Arterien die dadurch steifer und dicker werden. Eine zweite Auswirkung der Plaque-Anlagerung ist die verminderte Elastizität der Gefäßinnenwände. Desto dicker und steifer die Gefäßwände, desto enger der Raum in den Schlagadern durch die das Blut fließen kann. Diese Verdickung (und Verengung) der Arterien führt zu einem anormalen Blutfluss, erhöht den Blutdruck und kann, zu einem späteren Zeitpunkt, Bluthochdruck auslösen.

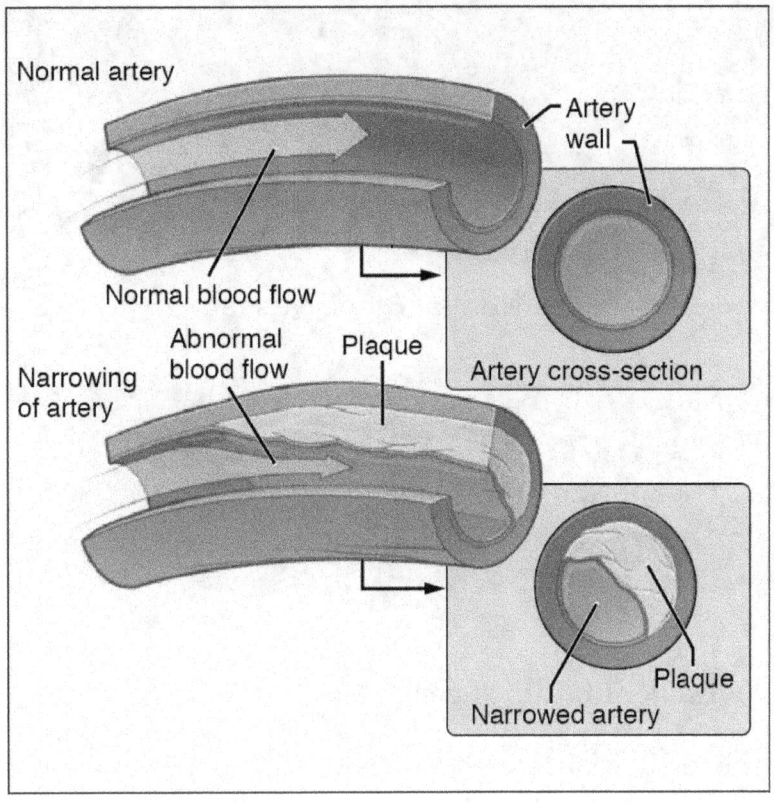

Je höher der Blutdruck, umso schwieriger ist es für das Herz das Blut durch den Körper zu pumpen und ihn ausrechend mit Blut und Sauerstoff zu versorgen. Bluthochdruck birgt viel Stress für den Körper, und bedeutet auch zusätzlichen Stress für die Körperorgane, besonders für das Gehirn, das Herz, die Nieren, die Blutgefäße und die Augen. Die dauerhafte Erhöhung des Blutdrucks hinterlässt dauerhafte Schäden.

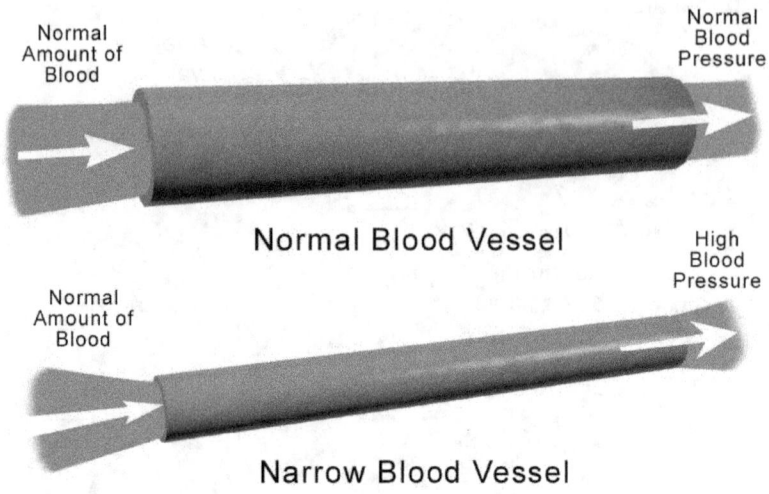

Normal
Amount of
Blood

Normal
Blood
Pressure

Normal Blood Vessel

High
Blood
Pressure

Normal
Amount of
Blood

Narrow Blood Vessel

Wie wird der Blutdruck gemessen?

Der Herz-Kreislauf durchläuft zwei Phasen: Die Pump-Phase (**Systole**) und die Füllungsphase (**Diastole**). Beim Blutdruck werden dementsprechend zwei Werte angegeben: ein systolischer Druck und ein diastolischer Druck. Wenn sich der Herzmuskel zusammenzieht und das Blut in die Blutgefäße pumpt, dann steigt der Blutdruck. Man nennt diesen (höheren) Wert den systolischen Blutdruck. Der niedrigere diastolische Blutdruck entsteht, wenn der Herzmuskel sich wieder dehnt, um sich erneut mit Blut zu füllen.

Bei den meisten Menschen gelten Blutdruckwerte von 120/80 mm Hg als normal (mm Hg steht für Millimeter auf der Quecksilbersäule des Messgeräts). Der optimale systolische Blutdruck ist 120 mm Hg und der optimale diastolische Blutdruck ist 80 mm Hg. Jedoch sind tageszeitliche Schwankungen normal – der Blutdruck steigt nach körperlicher Anstrengung und ist deutlich niedriger beim Schlafen – und deshalb sollte man immer mehrmals am Tag seinen Blutdruck messen. Eine Anleitung wie man richtig den eigenen Blutdruck misst finden Sie in *Abschnitt 1.4*.

Ihr Pulsdruck ergibt sich aus der Differenz zwischen den systolischen Blutdruckwert und den diastolischen Blutdruckwert. Als Pulsdruck bezeichnet man die Kraft die der Herzmuskel bei jeder Kontraktion erzeugt. Daher, vorausgesetzt, dass Ihre Blutdruckwerte im Normalbereich liegen (d.h. 120/80 mm Hg), ist Ihr Pulsdruck 40 (120 – 80 = 40).

Kategorie	Systolischer Blutdruck (mm Hg)	Diastolischer Blutdruck (mm Hg)
Optimal	120 und weniger	80 und weniger
Normal	120 – 129	80 – 84
Hoch-Normal	130 – 139	85 – 89
Hypertonie Grad I	140 – 159	90 – 99
Hypertonie Grad	160 – 179	100 – 109

II		
Hypertonie Grad III	Mehr als 180	Mehr als 110

Der gesunde Blutdruckwert liegt bei 120/80 mm Hg. Von Hypertonie spricht man wenn der systolische Blutdruckwert meistens gleich oder größer als 140 mm Hg ist und/oder der diastolische Blutdruck größtenteils gleich oder größer als 90 mm Hg ist.

Ihre Blutdruckzielwerte sollten 120/80 mm Hg sein (Normalbereich), oder noch besser: 115/75 mm Hg (Optimal-Bereich)!

2. *Die Ursachen und Formen des Bluthochdrucks*

Es gibt einige unabänderliche Faktoren sowie einige veränderbare Faktoren, die zum Bluthochdruck beitragen. Zu den unabänderlichen Umständen, die zur Entstehung des Bluthochdrucks beitragen können, gehören insbesondere das Alter, das Geschlecht, die Ethnizität, die Familiengeschichte und die medizinische Vorgeschichte einer Person. Zur selben Zeit können andere ‚veränderbare' Maßnahmen gewisse Auswirkungen auf Ihren Blutdruck haben. Ein gesunder Lebensstil mit Bewegung, guter Stressbewältigung, und einer ausgewogenen Ernährung zum Beispiel, kann zur dauerhaften Blutdrucksenkung führen. Vor allem kann man in den meisten Fällen die Ursachen des Bluthochdrucks durch natürliche Maßnahmen bekämpfen!

Je nach Ursache unterscheidet man zwischen zwei Formen der Bluthochdruckerkrankung. Die essentielle oder primäre Hypertonie ist multifaktoriell bedingt und die sekundäre Hypertonie, die viel seltener vorkommt, ist eine Krankheit deren Ursache andere Grundkrankheiten sind.

Die Essentielle Hypertonie (Primäre Hypertonie)

Bei ca. 90 Prozent der Patienten ist die eindeutige Ursache (Ätiologie) für den Bluthochdruck unbekannt. In so einem Fall spricht man dann von einer essentiellen oder primären Hypertonie. Die Ursachen für den Bluthochdruck können vielfältig sein. Ein wichtiger blutdrucksteigernder Faktor kann das Lebensalter sein da mit zunehmendem Alter auch die Häufigkeit des Bluthochdrucks stark zunimmt. Genetische Komponente und Umweltfaktoren spielen dabei auch eine wichtige Rolle.

Hypertonie ist multifaktoriell bedingt. Zu den wichtigsten Risikofaktoren gehören:

- Diabetes
- Dyslipidämie
- Genetische Komponente
- Hoher Alkoholkonsum
- Hoher Salzkonsum
- Mangelnde körperliche Bewegung
- Rauchen
- Stress
- Übergewicht

Die Sekundäre Hypertonie

Bei ca. 10 Prozent von Hochdruck-Kranken ist der Bluthochdruck die Folge einer anderen Grunderkrankung. Diese Form von Hypertonie, wo die Ursache bekannt ist, nennt man sekundäre Hypertonie.

Zu den Faktoren die zu einem sekundären Bluthochdruck führen können gehören unter anderem, aber nicht ausschließlich, die folgenden Erkrankungen:

- Das Cushing Syndrom.
- Das Phäochromozytom: Ein Tumor des Nebennierenmarkes.
- Das Schlafapnoe-Syndrom.
- Die Akromegalie: Die ausgeprägte Vergrößerung oder das übermäßige Wachstum von Akren (distale Teile der Extremitäten und vorpsringende Teile des Körpers), z.B. Hände, Füße und Teile des Gesichtes.
- Die Aortenisthmusstenose.
- Fettleibigkeit oder Obesitas.
- Hyperaldosteronismus (eine hormonelle Erkrankung): Eine krankhafte Überfunktion der Nebennieren, bei der das Hormon Aldosteron im Überfluss produziert wird.
- Hyperthyreose (eine hormonelle Erkrankung): Eine krankhafte Überfunktion der Schilddrüse, bei der die Schilddrüse zu große Mengen bestimmter Hormone produziert (Thyroxin und Trijodthryonin).
- Nierenerkrankungen: Nierenerkrankung ist die am weitesten verbreitete Ursache der Bluthochdruck-Erkrankung.
- Schwangerschaft: Der schwangerschaftsinduzierte Bluthochdruck und die Besonderheiten von Bluthochdruck in der Schwangerschaft werden wir in *Abschnitt 2.4* besprechen.

Die Klassifizierung von Bluthochdruck

Hypertonie wird in Grad I, II, und III eingeteilt. Die

Schweregrade sind nur als flexible Richtwerte anzusehen.

- **Prähypertonie:** Obwohl diese nicht überall in Deutschland anerkannt ist, wird Prähypertonie bereits in Amerika also eine Krankheitsvorstufe bewertet. Betroffene mit Prähypetonie sollten Maßnahmen zur Gesundheitsförderung annehmen.
- **Grad 1 – Leichter Bluthochdruck:** In dieser Phase, die gekennzeichnet ist durch eine Verengung der Arterien oder einer Erhöhung des Blutflusses, kann der Bluthochdruck durch Lebensstilmaßnahmen reversiert werden.
- **Grad 2 – Mittelschwerer Bluthochdruck:** In dieser Phase, die gekennzeichnet ist durch die permanente Verdickung der Arterienwände, ist die Umkehrung des Bluthochdrucks ohne ärztlich verordneten Medikamenten nicht möglich.
- **Grad 3 – Schwerer Bluthochdruck:** Hier ist eine Notversorgung dringend erforderlich.

Kategorie	Systolisch – Oberer Wert (mm Hg)	Diastolisch – Unterer Wert (mm Hg)
Optimal	< 120	Und < 80

Normal	120 – 129	Und	80 – 84
Hoch Normal (Prähypteronie)	130 – 139	Oder	85 – 90
Leichter Bluthochdruck – Grad 1	140 – 159	Oder	90 – 99
Mittelschwerer Bluthochdruck – Grad 2	160 – 179	Oder	100 – 109
Schwerer Bluthochdruck –Grad 3 (Notversorgung dringend erforderlich)	180 oder höher	Oder	110 oder höher

3. Lautlose Gefahr: Warum ist ein hoher Blutdruck gefährlich?

Hypertonie verursacht jahrelang keine Beschwerden und wird deshalb manchmal zu spät diagnostiziert. Ein unbehandelter Bluthochdruck kann zu verschiedenen Endorganschäden führen. Beispiele für mögliche Schäden umfassen, sind jedoch nicht darauf beschränkt, den Verlust des Sehvermögens, kognitive Beeinträchtigungen, Hirn-, Nieren- und Gefäß-Schäden. Darüber hinaus ist der Bluthochdruck auch der wichtigste Risikofaktor für den Schlaganfall, vergrößert die Gefahr von Herzschwäche, und kann auch andere lebensgefährliche Komplikationen und Erkrankungen hervorrufen.

Zur gleichen Zeit sollte man nicht vergessen, dass ein hoher Blutdruck auch die Ursache vieler vermeidbarer Krankheiten ist. Bluthochdruck-Patienten beobachten oft, sobald die Phase der Stabilisierung beginnt, eine gravierende Verbesserung der Lebensweise, der Gesundheit, Erhöhung der Lebenserwartung und mehr!

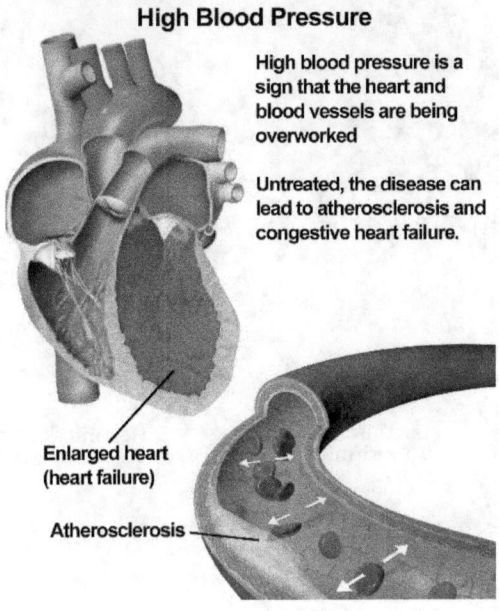

High Blood Pressure

High blood pressure is a sign that the heart and blood vessels are being overworked

Untreated, the disease can lead to atherosclerosis and congestive heart failure.

Enlarged heart (heart failure)

Atherosclerosis

Die Auswirkungen von Hypertonie können durch Umweltfaktoren verschlimmert werden. Dazu zählen Tabakkonsum, Alkoholmissbrauch, Stressaufbau, Fettleibigkeit, Diabetes mellitus, ungesunde Ernährungsgewohnheiten und Bewegungsmangel. Zur gleichen Zeit können Sie durch die Änderung bestimmter Lebensbereiche, Ihre Gesundheit selber in die Hand nehmen! Wie man den Bluthochdruck natürlich und auf Dauer in den Griff bekommen kann, werden wir umfangreich in *Abschnitt 3* besprechen.

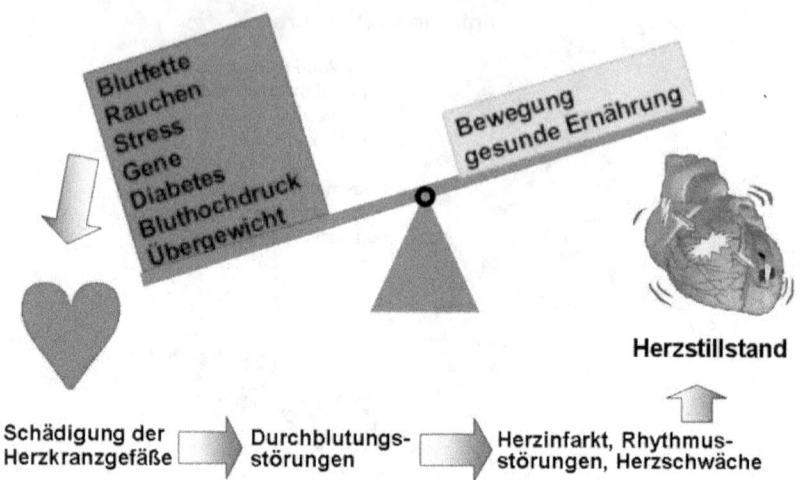

Herzstillstand

Schädigung der
Herzkranzgefäße → Durchblutungs-
störungen → Herzinfarkt, Rhythmus-
störungen, Herzschwäche

4. *Wie man den Blutdruck genau misst*

Die Blutdruckmessung ist eine effektive Untersuchungsmethode, die beliebig oft wiederholt werden kann. Dank Messung des Blutdrucks kann der Betroffene seinen Blutdruck besser verstehen und interpretieren, und auch seine Fortschritte leicht verfolgen. Allerdings reicht die einmalige Kontrolle nicht. Tageszeitliche Blutdruckschwankungen sind normal und deshalb ist das Resultat mehrerer Messungen zu verschiedenen Tageszeiten viel sicherer und aussagekräftiger.

Wenn Sie bereits Hypertonie haben, können Selbstkontrollen motivierend wirken. Aber auch bei normalen Blutdruckwerten sollten regelmäßige Kontrollen mit Hilfe eines Blutdruckmessgerätes beim Arzt durchgeführt werden.

Blutdruckwerte können leicht zuhause mithilfe eines Blutdruckmessgerätes (einem automatisches Messgerät ohne Stethoskop) gemessen werden. Bei der Blutdruckmessung werden zwei Werte gemessen: der obere Wert ist der systolische Blutdruckwert und der untere Wert ist der diastolische Blutdruckwert. Bei der Blutdruckuntersuchung wird eine aufpumpbare Manschette um den Oberarm (oder den Unterarm) gelegt, die dann aufgepumpt wird und einen Gegendruck erzeugt. Der Druck in der Manschette wird dann langsam erhöht und langsam nachgelassen. Den (oberen) systolischen Wert und den (unteren) diastolischen Blutdruckwert kann man jeweils an dem

Messgerätbildschirm abgelesen.

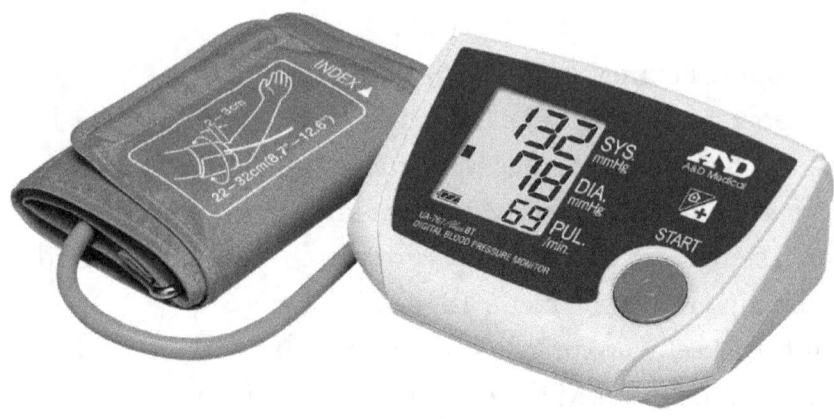

Das folgende ist eine Anleitung wie man richtig und sorgfältig seinen Blutdruck zuhause messen kann. Befolgen Sie die nachstehenden Anweisungen, um eine genaue Messung zu erhalten:

Regeln für die Blutdruckmessung:

- **Die Blutdruckmessung sollte nach einer 15-minütigen Ruhe in einem stillen Raum erfolgen.** Man sollte, um Aufregung zu vermeiden, immer in Ruhe messen. Zudem sollte man vor der Blutdruckmessung auf körperliche Bewegung, das Rauchen, dem Koffein- oder Alkoholkonsum und das Essen verzichten.
- **Um genaue Messungen zu erhalten, muss man zusehen, dass die Manschettengröße dem**

Armumfang angepasst ist. Manschetten werden in verschiedenen Größen hergestellt und eine Manschette die zu klein ist misst oft einen zu hohen Blutdruck. Deshalb sollte man bei Kindern immer eine kleinere Manschette benutzen und eine große für Menschen mit Übergewicht oder mit großen Armmuskeln.

- **Körperhaltung ist wichtig!** Der Arm der gemessen wird sollte abgestützt sein, zum Beispiel auf einer Tischplatte, sodass die Manschette auf Herzhöhe liegt.

- **Für die erste Messung sollten immer beide Arme überprüft werden und danach immer nur der Arm mit dem höheren Werten.**

- **Der Blutdruck sollte mehrmals am Tag zu verschiedenen Zeitpunkten kontrolliert werden.**

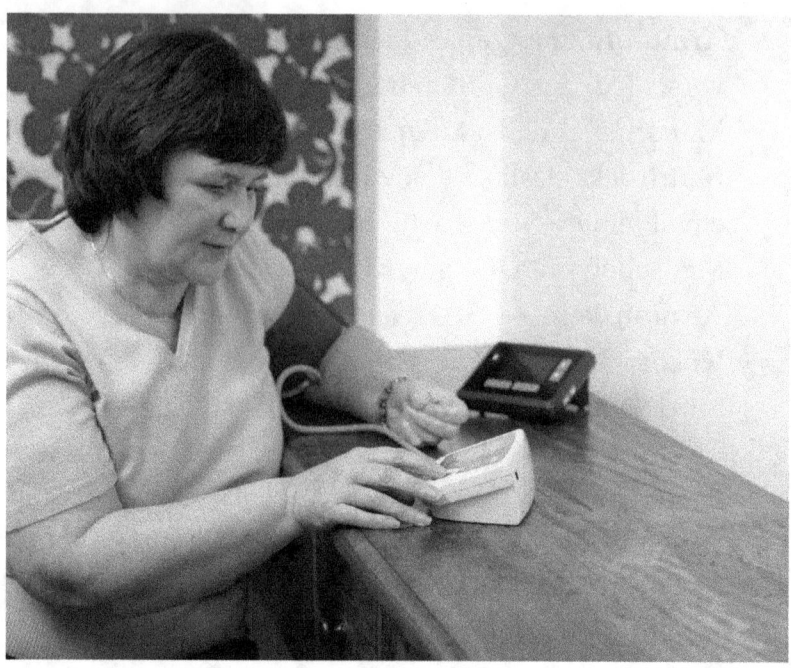

Ein wichtiges Argument für die Messung zu Hause ist die Tatsache, dass man durch die Blutdruckmessung in der gewohnten Umgebung, äußere Einflüsse auf die Blutdruckmessung verringert. So vermeidet man den bekannten Weißkitteleffekt in der Arztpraxis, der das Messergebnis, besonders bei Kindern, beeinträchtigen kann. Um die Aufregung in der Praxis ausschließen zu können, haben viele Leute ihr eigenes Blutdruckmessgerät.

Bei der häuslichen Blutdruckkontrolle wissen Sie auch direkt Bescheid, ob Ihre Lebensstiländerungen und Präventionsmaßnahmen positive Auswirkungen auf Ihren Blutdruck haben. So erhalten Sie ständige und genaue

Rückmeldungen zu Ihrer Leistung – eine super Motivationsquelle!

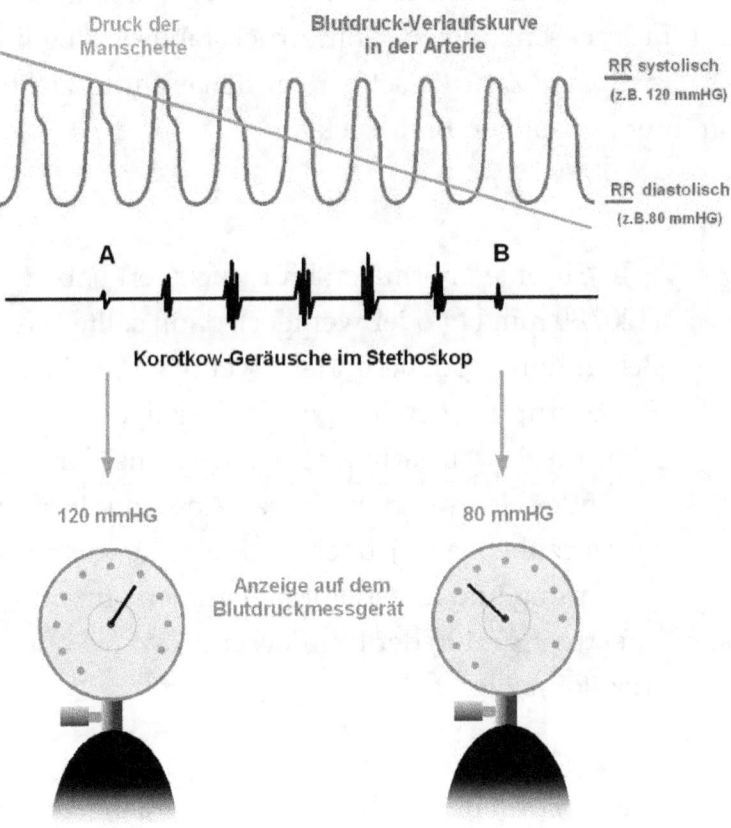

5. *Formulierung eines erfolgreichen Behandlungsplans*

Der erste Schritt zu einem erfolgreichen Maßnahmenplan zur Blutdrucksenkung oder Blutdruckstabilisierung liegt darin, sich klare Ziele zu setzen. Ihr Behandlungsziel hängt von Ihrer derzeitigen Blutdruck ab.

- Falls Sie einen normalen Blutdruckwert haben (120/80 mm Hg oder weniger), dann sollte Ihr Behandlungsziel, besonders, wenn Sie zu einer der Risikogruppen gehören, die langfristige Blutdruckstabilisierung sein. Die Formel für ein gesundes Herz wird im dritten Abschnitt besprochen. Hervorzuheben ist jedoch, dass eine ausgewogene Ernährung und Lifestyle-Maßnahmen oftmals effektiver sind in der Bluthochdruck-Prävention als Medikamente.

- Wenn Sie an Bluthochdruck leiden, (siehe *Abschnitt 1.2*), dann sollte Ihr Therapieziel die Senkung des Blutdrucks zum Normalwert (120/80 mm Hg) sein.
    - Falls Sie sich in der „Prähypertonie-Phase" befinden, dann sollten Sie versuchen, durch Strategien und Lifestyle-Maßnahmen, Ihre Prognose zu verbessern, und dadurch gleichzeitig auch Ihre Lebensqualität zu erhöhen.

- o Falls Sie bereits unter Hypertonie leiden, dann
  können Sie die selben Maßnahmen anwenden
  um Ihren Blutdruck in den Griff zu
  bekommen. Sollte die Durchführung des
  Maßnahme-Plans erfolglos verlaufen, dann
  sollten Sie noch einmal Ihren Arzt konsultieren
  bezüglich der Möglichkeit Medikamente
  einzunehmen.

Zudem sollten Sie, falls Sie von Nierenerkrankung oder
Diabetes mellitus betroffen sind, beachten das Ihr
Zielblutdruckwert niedriger liegen sollte. Die aktuellen
Behandlungsrichtlinien empfehlen einen Blutdruckzielwert
von 130/80 mm Hg für Diabetiker und für Menschen mit
Nierenerkrankungen. Eine effektive Behandlung des
Bluthochdrucks ist bei Diabetikern mit Typ-2-Diabetes
besonders wichtig. Umfangreiche Informationen über die
Behandlung des Bluthochdrucks bei einer Diabetes-
Erkrankung finden Sie in *Abschnitt 2.5.*

- Falls Sie unter einem mittelschweren oder schweren
  Bluthochdruck leiden, dann liegt Ihr Therapieziel
  darin, den Bluthochdruck zu kontrollieren und
  mögliche Folgekomplikationen zu vermeiden. Lassen
  Sie sich vor Beginn eines Therapieplans oder vor einer
  Änderung des Therapieplans von Ihrem Arzt beraten.
  Ihr Arzt kann abklären ob es sich in Ihrem Fall
  tatsächlich um eine Bluthochdruck-Erkrankung
  handelt und kann mit Ihnen gemeinsam besprechen
  was Sie selbst gegen das Voranschreiten der

Erkrankung tun können.

Egal wie die Diagnose lautet, Sie können heute anfangen die Kontrolle über Ihre Gesundheit zurückzugewinnen! Jetzt ist die Zeit sich von Ihrer ungesunder Lebensweise zu verabschieden und die erforderlichen Maßnahmen zur Gesundheitsförderung zu ergreifen!

Zunächst ist es jedoch wichtig, zwischen guten Angewohnheiten die einen normalen Blutdruck fördern und schlechten Lebensgewohnheiten die schädliche Auswirkungen auf Ihren Blutdruck und Ihre Gesundheit haben, zu differenzieren.

Gute Gewohnheiten	Schlechte Gewohnheiten
Gesunde Essgewohnheiten	Salz
Körperlich aktiv bleiben	Tabakwaren
Ein gesundes Gewicht halten	Alkohol
Regelmäßige Überwachung des Blutdrucks	Koffein
Meditation und Yoga	Stress

Je mehr gesunde Gewohnheiten Sie entwickeln, umso mehr schlechte Gewohnheiten Sie entledigen, und desto beträchtlicher die voraussichtlichen Auswirkungen auf Ihre Blutdruckwerte. Manche Leute haben es tatsächlich geschafft, durch die Förderung einer gesunden Lebensweise, z.B. durch bewusste Ernährung und regelmäßiger Bewegung, die Einnahme von Blutdruck-Medikamente zu vermeiden und zu stoppen.

Beim Zielsetzungsprozess sollten Sie auch immer daran denken, sich kurzfristige (z.B. für jeden Tag), mittelfristige (z.B. für jede Woche), sowie langfristige (z.B. für jeden Monat) Ziele zu setzen und die entsprechenden Maßnahmen zu definieren. Man sollte auch immer daran denken, dass es bei der Festlegung von Zielen immer Dinge gibt, die man planen kann und auch andere Dinge, auf die man hoffen kann.

Nachfolgend sind Richtlinien und Tipps, die Sie dabei unterstützen können, effektive, messbare und erreichbare Ziele zu setzen:

- Ziele schriftlich setzen: Das Aufschreiben ist ein Muss!
- Ihre kurzfristigen Ziele dürfen nicht zu groß sein, da man ansonsten leicht den Mut und die Motivation verliert.

- Ihre langfristigen Ziele dürfen und sollten herausfordernd sein.
- Eine positive und aktionsorientierte Einstellung ist wichtig! – Wenn Sie Ihre Ziele aufschreiben, sollten Sie immer positive Aussagen und positive Affirmationen benutzen. Anstatt von „Nicht vergessen Sport zu machen" sollten Sie Folgendes sagen: „Täglich: 5 Minuten Warm-up, 20 Minuten Intervall-Training, 5 Minuten Cool-Down."
- Strategisch vorgehen, einen Plan erstellen und sich immer nur realistische Ziele setzen.
- Für die tägliche Zielsetzung sollten Sie immer nur Leistungsziele (und nicht Ergebnisziele) festlegen.
- Sie müssen Ihre vorrangigen Prioritäten benennen und diese täglich berücksichtigen.
- Ein Ziel sollte immer SMART sein! (Spezifisch, Messbar, Akzeptiert, Realistisch und Terminiert).
- Lenken Sie Ihren Blick auf Ihren Erfolg!
- Immer am Ball bleiben!

Wenn bei Ihnen ein Bluthochdruck diagnostiziert wurde, gibt es drei wichtige Dinge, die Sie beachten sollten:

1. Kontrolle des Bluthochdrucks – Sie sollten regelmäßig Ihren Blutdruck messen und notieren.
2. Änderung der Lebensgewohnheiten – Diese werden wir ausführlich in *Abschnitt 3* besprechen. Bei hohem Blutdruck sollten Sie jedoch immer Ihren Arzt aufsuchen bevor Sie mit einer Diät oder einem regelmäßigen Trainingsprogramm anfangen.

3. Einnahme von Medikamenten – Dies sollte jedoch nur der allerletzte Ausweg sein!

Bevor Sie einen Plan schmieden, müssen Sie allerdings erst einmal identifizieren in welchem der folgenden Gebiete Sie etwas verändern wollen und können:

- Abnehmen (Ernährung und Bewegung)
- Fettarm essen
- Mehr bewegen und Sport machen
- Rauchfrei leben
- Regelmäßige Entspannungsphasen einlegen
- Salzverzehr einschränken
- Weniger Alkohol trinken
- Weniger Kaffee trinken

10 Schritte zur Senkung Ihres Blutdrucks innerhalb weniger Wochen – Ein Praktischer Maßnahmenplan!

- **Maßnahme 1: Fünf Pfund verlieren!** (Siehe *Abschnitt 3.1, 3.2, 3.3, 3.4, Bonus 2* und *Bonus 3* für die besten Strategien, Tipps und Ernährungspläne für das gesunde und langfristige Abnehmen).
- **Maßnahme 2: Salzkonsum begrenzen!** (Das Salzkonsum ist manchmal schwer zu kontrollieren, da viele Gerichte verstecktes Salz enthalten. Siehe *Abschnitt 3.2* für Leitlinien für den täglichen Verzehr und für Tipps und Tricks zur alltäglichen Salzreduzierung.

- **Maßnahme 3: Ausreichend bewegen!** (Empfohlen wird ein 30-minütiges Training mindestens fünf Mal pro Woche. Siehe *Abschnitt 3.4* für Übungspläne und für Tipps zur Motivation).

- **Maßnahme 4: Gesund ernähren!** (Empfehlenswert ist eine Vielzahl von Obst und Gemüse, Vollkorngetreide, pflanzlichen anstatt von tierischen Fetten und Fleisch sollte generell nur in Maßen gegessen werden. Siehe *Abschnitt 3.2 und 3.3* für Ernährungsrichtlinien zu einer ausgewogenen und gesunden Ernährung und *Bonus 3* für nahrhafte und köstliche Rezepte).

- **Maßnahme 5: Entsaften!** (Siehe *Bonus 2* für leckere Rezepte).

- **Maßnahme 6: Toxine meiden!** (Siehe *Abschnitt 3.5* für Richtlinien, Techniken und Empfehlungen).

- **Maßnahme 7: Eine kaliumreiche Ernährung einnehmen!** (Siehe *Abschnitt 4.4.*)

- **Maßnahme 8: Besser mit Stress umgehen!** (Siehe *Abschnitt 4.1* für Tipps und Methoden der Stressbewältigung und *Abschnitt 4.2* für Körper-Geist-Praktiken die Ihnen dabei helfen können, Ihren Stress und gleichzeitig Ihren Blutdruck zu reduzieren).

- **Maßnahme 9: Natürliche Nahrungsergänzungsmittel einnehmen!** (Siehe *Bonus 1*).

- **Maßnahme 10: Dunkle Schokolade essen!** (Siehe *Bonus 1*).

Im *Abschnitt 3* werden wir besprechen, wie Sie bei der Änderung der Lebensführung und Gewohnheiten vorgehen können. Dort finden Sie auch praktische Zeit- und Maßnahmepläne, Übungsprogramme und Ernährungspläne, die Ihnen dabei helfen können, Ihren Blutdruck auf Dauer zu senken! Am Ende von diesem Buch finden Sie auch leckere Rezepte zur Blutdrucksenkung. Doch zunächst werden wir in dem nächsten Abschnitt die verschiedenen Anliegen verschiedener Leute mit Bezug zu Bluthochdruck bedenken.

Abschnitt 2: Verschiedene Leute, verschiedene Blutdruck-Sorgen

Bluthochdruck kann zahlreiche Ursachen haben. Verschiedene Risikofaktoren begünstigen die Entstehung des Bluthochdrucks. In diesem Abschnitt werden wir besprechen, welche Demographien von Bluthochdruck am meisten betroffen sind.

1. *Risikofaktoren die einen hohen Blutdruck begünstigen*

Im Allgemeinen kann Hypertonie gleicherweise bei Kindern, Frauen und Männer auftreten. Aber für Einige ist das Risiko von Bluthochdruck zu erkranken höher als für andere. Einige unveränderliche Faktoren, wie zum Beispiel eine familiäre Veranlagung, das Alter, das Geschlecht oder die Ethnizität, können zu der Entstehung von Hypertonie beitragen. In diesem Abschnitt werden wir diese Risikofaktoren besprechen.

- **Das Alter:** Das Risiko einen Bluthochdruck zu entwickeln ist bei Frauen ab Alter 65 und bei über 55-Jährigen Männer um das Vielfache erhöht. Dies beruht darauf, dass der Bluthochdruck natürlich mit dem Alter steigt. In den USA sind zwei Drittel der Bevölkerung ab 65 Jahren von Bluthochdruck und dessen Folgen betroffen. Was man beachten sollte und wie man den Bluthochdruck im Alter behandeln kann, werden wir in *Abschnitt 2.2* besprechen. Jedoch leidet nicht nur die ältere Bevölkerung von Bluthochdruck aber Kinder und Jugendliche sind auch zunehmend beeinträchtigt. Bei der Risikogruppe Jugendliche und Kinder und Bluthochdruck handelt es sich aber um ein relativ neues Phänomen, die in *Abschnitt 2.3* erörtert wird.

- **Erbliche Faktoren:** Es ist schwierig Erbfaktoren für den Bluthochdruck zu identifizieren, besonders, weil bei Betroffenen der Bluthochdruck meist unterschiedlich ausgeprägt ist. Trotzdem ist es klar, dass Leute mit einer Familiengeschichte von Hypertonie im Allgemeinen häufiger davon betroffen sind. Obwohl die genaue genetische Verbindung immer noch unklar ist, könnte das erhöhte Risiko möglicherweise an der Vererbung einer familiären Salzempfindlichkeit liegen.

- **Ethnizität:** Das Vorkommen von Bluthochdruck tritt verstärkt bei Menschen mit afroamerikanischer Herkunft auf. Afro-Amerikanische Frauen sind besonders betroffen. Die Behandlung mit Medikamenten scheint bei dieser Risikogruppe weniger effektiv zu sein und deswegen sollten Präventivmaßnahmen, Therapien und andere nicht-pharmakologische Behandlungen so früh wir möglich angewendet werden (siehe *Abschnitt 3*).

- **Übergewicht und Adipositas:** Das Risiko einen Bluthochdruck zu erleiden, ist für Menschen die übergewichtig beziehungsweise fettleibig sind, um das Vielfache erhöht. Es ist heutzutage allgemein bekannt, dass das Übergewicht den Blutdruck erschwert. In Deutschland allein leiden ca. 75% aller Menschen mit Übergewicht oder Adipositas unter Hypertonie.

  Zur Einstufung des Gewichts dient der BMI (Body-Mass-Index), der berechnet wird, indem man das Körpergewicht (in Kg) durch das Quadrat der Körpergröße (in Metern) teilt. Übergewicht liegt bei einem BMI über 25 vor. Ab einem BMI von über 30 spricht man von Adipositas.

Obesity and Body Mass Index (BMI)

$$BMI = \frac{weight\ (kg)}{height\ (m^2)}$$

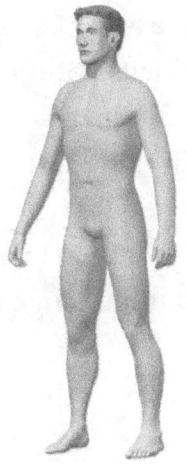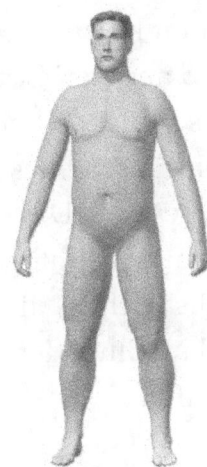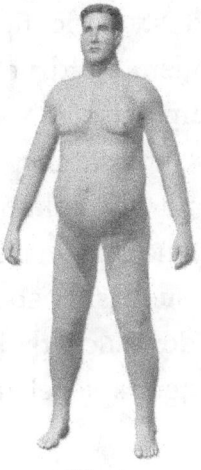

Normal	Overweight	Obese
<25 kg/m²	25 – 29 kg/m²	≥ 30 kg/m²

- **Geschlecht:** Unter dem Alter von 55 Jahren tritt Bluthochdruck häufiger bei Männer auf. Ab einem Alter von 55 Jahren ist das Risiko einen Bluthochdruck zu entwickeln bei Frauen vergleichsweise höher.

- **Ungesunde Lebensweisen:** Bei Menschen mit gesundheitsschädlichen Lebens- und Ernährungsgewohnheiten ist das Risiko einen Bluthochdruck zu entwickeln um das Vielfache verstärkt. Zu den ungesunden Lebensweisen, die nachteilige Auswirkungen auf den Blutdruck haben, gehören insbesondere das Rauchen, zu viel Alkohol oder Koffein, Bewegungsmangel, Chronischer Stress und eine einseitige Ernährung (mit zu viel Speisesalz oder zu wenig Kalium).

Zuletzt ist es wichtig darauf hinzuweisen, dass bei Personen mit hohem Blutdruck und anderen Gesundheitsstörungen wie zum Beispiel Nierenschäden, erhöhter Blutzucker oder hoher Cholesterinspiegel, ein erhöhtes Risiko für Herz-Kreislauf-Erkrankungen besteht. Deswegen sollten Betroffene regelmäßig vom Arzt untersucht werden. Beim Arztbesuch ist es ebenfalls wichtig, die Albuminmenge in Harn, den Zuckerspiegel im Blut oder den Cholesterinspiegel zu prüfen.

2. *Bluthochdruck im Alter*

Früher hat man fälschlicherweise angenommen, dass ein hoher Blutdruck im Alter normal sei – das stimmt aber nicht. Heute ist bekannt, dass auch im Alter der optimale Blutdruck bei 120/80 mm Hg liegt. Bei einem optimalen Blutdruck wird auch die Lebenserwartung länger. Bluthochdruck bei älteren Menschen ist heutzutage sehr verbreitet und gilt mittlerweile zu einer der Volkskrankheiten. In Deutschland leiden rund zwei Drittel der über 65-jährigen Bevölkerung an Bluthochdruck. Aufgrund von Bluthochdruck ist das Risiko, von einem Schlaganfall oder Herzschwäche zu erleiden, bei älteren Menschen erhöht. Die Ursache für Hypertonie im Alter ist zum größten Teil ungekannt. Zu dem Anstieg des Blutdrucks können manche Medikamente, Grunderkrankungen und andere nicht bestimmbare Ursachen beitragen.

Systolischer Bluthochdruck

Mit zunehmendem Alter steigt der systolische Blutdruck fortlaufend an. Die Elastizität und Anpassungsfähigkeit der Arterien an den Blutdruck sinkt in der Regel mit dem Alter und das Herz wird dadurch stärker beansprucht. Ein anderer Grund für den Altersbluthochdruck liegt darin, dass das Alter oft auch die Entwicklung von Arterienverkalkung begünstigt. Diese zwei Faktoren und besonders der Verlust der Arterienelastizität, verursacht vor allem einen Anstieg des systolischen Blutdrucks. Je höher der systolische Blutdruck, desto starrer sind die Blutgefäße.

Hieraus entsteht dann bei Senioren und Älteren die isolierte systolische Hypertonie (manchmal auch Altersbluthochdruck genannt). Von einem isolierten systolischen Blutdruck spricht man, wenn der diastolische Druck unter 90 mm Hg liegt und der systolische Blutdruck über 140 mm Hg liegt.

In manchen Menschen kann man durch den systolischen Bluthochdruck frühzeitig mögliche krankhaften Gefäßveränderungen, die zu Herzinfarkten und Schlaganfällen führen können, erkennen. Bei einer Person über 65 Jahren sollte man bei einer Lesung von dem systolischen Blutdruck über 140 mm Hg umgehend einen Arzt aufsuchen. Abschließend darf nicht vergessen werden, dass man für eine effektive Hochdrucktherapie nie zu alt ist!

Diastolischer Bluthochdruck

Andererseits birgt der diastolische Bluthochdruck (wenn der systolische Blutdruck unter 140 mm Hg liegt und der diastolische Druck über 90 mm Hg liegt), kein Risiko für die ältere Bevölkerung. Dabei gilt es jedoch zu berücksichtigen, dass eine Person mit einem diastolischen Blutdruck von über 105 mm Hg trotzdem eine Bluthochdruckbehandlung benötigt.

Bei älteren Menschen sollte man immer einen Arzt aufsuchen bevor man mit einer Bluthochdruck-Therapie anfängt. Die Therapie muss individuell für jeden Patienten erfolgen.

Bei einer Diagnose mit Bluthochdruck wird der Arzt bei älteren Patienten üblicherweise eine Arzneimittelkombination empfehlen. Jedoch sind die Allgemeinmaßnahmen, die in *Abschnitt 3* besprochen werden, für ältere Menschen nach wie vor sinnvoll und enorm wichtig. Bei älteren Menschen ist eine Therapie, die Medikamente mit natürlichen Maßnahmen zur Gesundheitsförderung verbindet, am effektivsten zur dauerhaften Senkung des Bluthochdrucks. Eine Kombinationstherapie kann Ihnen dabei helfen, Ihre Blutdruck-Zielwerte zu erreichen!

Kategorie	Systolisch – Oberer Wert (mm Hg)		Diastolisch – Unterer Wert (mm Hg)
Optimal	< 120	Und	< 80
Normal	120 – 129	Und	80 – 84

Hoch Normal (Prähypteronie)	130 - 139	Oder	85 - 90
Leichter Bluthochdruck - Grad 1	140 - 159	Oder	90 - 99
Mittelschwerer Bluthochdruck - Grad 2	160 - 179	Oder	100 - 109
Schwerer Bluthochdruck –Grad 3 (Notversorgung dringend erforderlich)	**180 oder höher**	Oder	**110 oder höher**

Pseudo-Bluthochdruck

Pseudo-Bluthochdruck oder Pseudo-Hypertonie ist ein Gesundheitszustand der durch die Arterienverkalkung (Arteriosklerose) verursacht wird. Mit zunehmendem Alter bildet sich Kalzium an der Wand der Blutgefäße, die zu einer Verengung der Blutgefäßwände führen kann. Diese Ablagerung kann Ungenauigkeiten bei der Blutdruckmessung herbeiführen. Das bedeutet, dass obwohl eine Person normale Blutdruckwerte hat, das Messgerät weiterhin einen Bluthochdruck anzeigt.

Die folgenden Angaben deuten darauf hin, dass es sich bei dem gemessenen Bluthochdruck, möglicherweise um einen Pseudo-Bluthochdruck handelt:

- Die Person zeigt ansonsten keine erkennbaren Anzeichen oder Symptome eines Bluthochdrucks an.
- Die Person spürt Symptome die auf einen niedrigen Blutdruck hindeuten (wie zum Beispiel Schwindel, besonders bei Positionswechsel, Kopfschmerzen, Müdigkeit und Atemnot), obwohl das Messgerät einen Bluthochdruck anzeigt.
- Die Bluthochdrucktherapie hat einen geringen oder überhaupt keine Auswirkungen auf den Blutdruck.

Wenn Sie einen Pseudo-Bluthochdruck vermuten, sollten Sie unverzüglich Ihren Arzt konsultieren, der weitere Untersuchungen durchführen kann.

Niedriger Blutdruck

Der Blutniederdruck allein ist keine Krankheit. Solange man

keine Beschwerden hat, ist ein niedriger Blutdruck nicht behandlungsdürftig. Rund 10% von älteren Menschen entwickeln einen niedrigen Blutdruck (Hypotonie). Von einer Hypotonie spricht man wenn der systolische wert unter 100 mm Hg (bei Frauen) oder unter 110 mm Hg (bei Männern) liegt.

Hypotonie ist durch einen Blutdruckabfall im Stehen gekennzeichnet (bis zu 20 mm Hg). Dieser Blutdruckabfall zeigt sich vor allem beim plötzlichen Aufstehen nach langem Sitzen oder Liegen. Bei älteren Menschen kann ein Blutdruck der zu niedrig ist die Sturzgefahr erhöhen. Hypotonie ist bei älteren Menschen mit Diabetes, Nebennierenerkrankungen oder systolischem Bluthochdruck, besonders ausgeprägt.

Zu den Symptomen und Warnhinweisen der Hypotonie / des Blutniederdrucks gehören:

- Sehstörungen (Schwarzwerden)
- Kopfschmerzen
- Schläfrigkeit und Schwindelgefühl
- Ermüdung und die Neigung zur Ohnmacht
- Ohrgeräusche
- Atemnot bei Belastung

Weitere weniger häufige Symptome sind Appetitlosigkeit, erhöhte Reizbarkeit, Augenflimmern, Ohrensausen, Konzentrationsmangel, Atemnot und Wetterfühligkeit.

Ein niedriger Blutdruck wird nur dann behandelt, wenn der

Blutniederdruck tatsächlich ein Risiko oder eine wirkliche Belastung für den Betroffenen darstellt.

In den meisten Fällen genügen einfache Maßnahmen der Selbsthilfe um den Blutniederdruck in den Griff zu bekommen:

- **Ausreichend trinken:** Für Patienten mit niedrigem Blutdruck ist es wichtig immer ausreichend zu trinken. Besonders wenn man älter ist, ist die Flüssigkeitsversorgung für eine gesunde Lebensweise extrem wichtig.

- **Die Dosis von blutdrucksenkender Arzneimittel verringern:** Liegt ein Blutniederdruck vor, sollten bestimmte blutdrucksenkende Medikamente, wie zum Beispiel Alpha- und Beta-Blockern, verringert werden.

- **Aktive Bewegung:** Bei einem niedrigen Blutdruck ist es wichtig, sich regelmäßig zu bewegen – ein täglicher Spaziergang kann auch schon wirklich helfen! Für ältere Menschen sind kreislaufwirksame Übungen, wie zum Beispiel Beinübungen, besonders hilfreich. Beinübungen begünstigen und steigern den Rückfluss des Blutes und helfen auch dabei, das venöse Pooling des Blutes in den Beinen zu verringern.

- **Mit erhöhtem Oberkörper schlafen:** Patienten die in den Morgenstunden unter orthostatischen Beschwerden leiden, sollten mit einem erhöhten Oberkörper schlafen. Die Schrägstellung des Kopfteils des Bettes auf ungefähr 20° kann Blutdruckschwankungen beim Aufstehen besänftigen. Sie können entweder das Bett nach vorne kippen oder Kissen benutzen um den Oberkörper zu unterstützen. Alternativ oder zusätzlich können Betroffene zwischen dem Liegen und dem Aufstehen eine zwei-minütige Sitzphase einlegen.

- **Kompressionsstrümpfe oder Kompressionsstrumpfhosen tragen:** Enge Strümpfe und enge Strumpfhosen reduzieren das venöse Pooling des Blutes in den Beinen und können dadurch Schwindelanfälle vorbeugen.
- **Heiß und Kalt duschen:** Wechselduschen belebt und verbessert den Blutkreislauf. Aber Achtung: Falls Sie von einer Venen- oder Herzerkrankung oder Beschwerden leiden, sollten Sie zuerst immer einen Arzt aufsuchen und fragen, was man darf und was nicht.

Zur Behandlung von einem hohen Blutdruck bei Senioren und Älteren können folgende Schritte unternommen werden:

- **Sich bewusst ernähren:** Eine blutdrucksenkende Ernährung fördert nicht nur die Senkung des Blutdrucks, aber kann auch gleichzeitig bei der Stärkung des Immunsystems mithelfen! Die DASH-Diät die wir in *Abschnitt 3.3.* besprechen werden, ist eine effektive Ernährungsempfehlung mit der man gesund und schnell abnehmen kann und welche auch verspricht, den Blutdruck dauerhaft zu senken.

- **Die tägliche Salzzufuhr verringern:** Die Kochsalz-Reduktion hilft bei der Senkung des Blutdrucks.
- **Das Rauchen aufgeben:** Wer aufhört zu rauchen, tut seinem Blutdruck einen großen Gefallen! Siehe *Abschnitt 3.5* für weitere Informationen und für Tipps und Ratschläge zum Thema ‚Aufhören mit dem Rauchen'.
- **Den Koffein- und Alkoholkonsum verringern:** Wie viel ist zu viel? Diese Frage beantworten wir in *Abschnitt 3.5.*
- **Körperlich aktiver werden:** Übungspläne, Tipps und Tricks für Anfänger und Fortgeschrittene finden Sie in *Abschnitt 3.4.*
- **Therapien für Körper, Geist und Selle einbringen:** Yoga und Meditation zum Beispiel, helfen beim Abbau von Stress und Verspannungen, was wiederum die Senkung des Blutdrucks erleichtert.
- **Letzter Ausweg:** Medikamente zur Blutdrucksenkung einnehmen.

Wie man den Blutdruck natürlich und gesund regulieren und senken kann wird ausführlich in *Abschnitt 3* besprochen, wo Sie auch Ernährungspläne, Training / Beispielprogramme und Ratschläge zur Einnahme von Koffein, Salz und vieles mehr finden können.

3. *Bluthochdruck bei Kindern und Jugendlichen*

Lange Zeit galt es für Kinder und Jugendliche als äußerst ungewöhnlich von einem Bluthochdruck betroffen zu sein. Doch in den letzten Jahren ist die Anzahl der Blutdruckerkrankten unter Kindern und Jugendliche drastisch gestiegen. Dieses Phänomen kann verschiedene Ursachen haben, aber die Prävalenz der Übergewichtigkeit und Adipositas, die bei Kindern sämtlicher Altersstufen deutlich zugenommen hat, scheint hier eine große Rolle zu spielen. Weitere Risikofaktoren die möglicherweise auch Auswirkungen auf den Blutdruck haben sind familiäre Veranlagung, Schlafstörungen und Schlafapnoe. Bluthochdruck bei Kindern und Jugendlichen kann langfristige gesundheitliche Folgen auslösen, und führt manchmal auch zu schwerwiegenden Komplikationen wie Schlaganfall, Herz- und Nierenerkrankungen.

Es wird angenommen, dass die Hauptursache von Bluthochdruck bei Kindern und Jugendlichen das Übergewicht ist. Mangelnde körperliche Tätigkeit ist ein entscheidender Risikofaktor. Bewegungsmangel stellt den Stoffwechsel ungünstig um und führt auch oft zum Übergewicht. Übergewicht verändert die Kreislaufregulation und belastet damit die Gefäße.

Normaler Blutdruck bei Kindern

Bei dieser Risikogruppe muss jedes Kind und jeder Jugendliche individuell bewertet werden, weil der optimale Blutdruck, abhängig von Alter, Gewicht und Größe, unterschiedlich ist. In den ersten Lebensmonaten ist der Blutdruck erheblich niedriger, und steigt langsam mit dem Alter und der Größe an.

Neugeborenes / Kleinkinder Alter	Normale Blutdruckwerte (SBD/DBD in mm Hg)
Neugeborene	55-75 / 35-45
0 – 3 Monate	65-85 / 45-55
3 – 6 Monate	70-90 / 50-65
6 – 12 Monate	80-100 / 55-65
1 – 3 Monate	90-105 / 55-70

Die systolischen Blutdruckwerte (SBD) bei Neugeborenen liegt durchschnittlich zwischen 55 mm Hg und 75 mm Hg. Der diastolische Durchschnittsblutwert (DBD) liegt zwischen 35 mm Hg und 45 mm Hg. Der systolische Blutdruck kann jedoch innerhalb von einem Monat zu einem Wert von 85 mm Hg steigen und wird zukünftig, für die ganze Kindheit und durch das Erwachsenenalter, auch weiterhin ansteigen.

Alter	Normale Blutdruckwerte (SBD/DBD in mm Hg) Mädchen	Normale Blutdruckwerte (SBD/DBD in mm Hg) Jungen
3 Jahre	104-110 / 65-68	104-113 / 63-67
4 Jahre	105-111 / 67-71	106-115 / 66-71
5 Jahre	107-113 / 69-73	108-116 / 69-74
6 Jahre	108-114 / 71-75	109-117 / 72-76
7 Jahre	110-116 / 73-76	110-119 / 74-78
8 Jahre	112-118 / 74-78	111-120 / 75-80
9 Jahre	114-120 / 75-79	113-121 / 76-81
10 Jahre	116-122 / 77-80	114-123 / 77-82
11 Jahre	118-124 / 78-83	116-125 / 78-83
12 Jahre	120-126 / 79-82	119-127 / 79-83

In diesem Zusammenhang sei daran erinnert, dass die Größe eines Kindes die dementsprechenden optimalen Blutdruckwerte beeinträchtigt. Ein großes 6-jähriges Kind

zum Beispiel weist im Allgemeinen höhere Blutdruckwerte auf im Vergleich zu einem kleinen gleichaltrigen Kind. Dementsprechend wird ein 11-jähriger Junge der für sein Alter relativ groß ist, gesunde Blutdruckmesswerte von 125/83 mm Hg anzeigen, dahingegen liegt der Blutdruck-Optimalbereich bei einem kleinen Jungen von dem selben Alter bei rund 116/78 mm Hg.

Der Weißkittel-Effekt und die Prävalenz der Weißkittelhypertonie

Weißkittelhypertonie ist die Bezeichnung für den Effekt wobei bei einem Patienten ein höherer Blutdruck gemessen wird, wenn die Messung von einer Person in einem weißen Kittel (wie zum Beispiel einem Arzt oder einer Krankenschwester) durchgeführt wird. Oder anders ausgedrückt: Es handelt sich bei der Weißkittelhypertonie um einen erhöhten Blutdruck der jedoch ausschließlich bei der Messung in der Arztpraxis vorkommt. Außerhalb einer Arztpraxis, wenn der Patient oder die Patientin weniger angespannt und nervös ist, liegen seine oder Ihre Blutdruckwerte im Normalbereich. Weißkittelhypertonie kann die systolischen Blutdruckmessungen um etwa 10 mm Hg erheben und die diastolischen Blutdruckmessungen können bei rund 55 mm Hg vom Normwert abweichen. Diese Tatsache macht die Festlegung schwierig, ob der Patient oder die Patientin jetzt tatsächlich unter Bluthochdruck leidet.

Die Weißkittelhypertonie ist bei Kindern und Jugendlichen besonders ausgeprägt. Wenn man einen Weißkitteleffekt vermutet, ist es deswegen wichtig und ratsam mehrfache häusliche Blutdruckmessungen – in gewohnter Umgebung – vorzunehmen.

In der Regel bedarf der Weißkittel-Bluthochdruck keine antihypertensive Behandlung. Bestätigt sich der Verdacht der Weißkittelhypertonie, sollte man jedoch weiterhin eine gesunde Lebensweise fördern.

Die Ursachen von Bluthochdruck bei Kindern und Jugendlichen

Bei Kindern und Jugendlichen gibt es im Allgemeinen drei verschiedene mögliche Ursachen der Hypertonie.

Erbliche Veranlagungen

Bluthochdruck oder die Neigung zum Bluthochdruck, genauso wie die Körpergröße oder die Farbe der Augen, kann vererbt werden. Viele Kinder und Jugendliche die unter Bluthochdruck leiden haben oft auch einen Elternteil oder Verwandten der gleichfalls unter Bluthochdruck leidet. Diese genetische Verknüpfung ist bei afroamerikanischen Kindern besonders markant.

Auch wenn man die erblichen Risikofaktoren nicht kontrollieren kann, kann man jedoch, durch Maßnahmen der Gesundheitsförderung, die Entstehung von Bluthochdruck und mögliche Folgeerkrankungen vorbeugen. Viele Leute mit einer familiären Veranlagung zum Bluthochdruck haben es geschafft, durch Allgemeinmaßnahmen und natürlichen Heilmitteln, einen Bluthochdruck und die damit verbundenen Risiken und Folgeerkrankungen insgesamt zu vermeiden – und Sie können das auch!

Essentieller und Sekundärer Bluthochdruck bei Kindern und Jugendlichen

Wenn ein neugeborenes Kind von der Geburt bis zu einem Lebensalter von 6 Jahren kontinuierlich unter hohem Blutdruck leidet, spricht man generell von einem sekundären Bluthochdruck. Die häufigste Ursache der sekundären Hypertonie bei Kindern in dieser Altersgruppe (0 – 6 Jahre) ist die Vorerkrankung, dazu zählen zum größten Teil Nieren- und Gefäßkrankheiten, besonders die Aortenisthmusstenose und die Blockierung der Nierenarterien.

Ab einem Alter von 7 Jahren ist die sekundäre Hypertonie immer noch verbreitet, jedoch tritt die essentielle (primäre) Hypertonie immer häufiger vor. Bei der essentiellen

Hypertonie ist die genaue Ursache der Erkrankung unbekannt. Ab diesem Alter spielen Gesundheitsfaktoren, wie das Übergewicht, auch eine immer-zunehmende Rolle.

- Im Allgemeinen haben rund 90% von Kindern, die vor dem Alter von 11 Jahren von Bluthochdruck betroffen sind, einen sekundären Bluthochdruck, deren Ursache eine Grunderkrankung ist.
- Ab einem Alter von 11 Jahren sind die Ursachen von Bluthochdruck bei Kindern und Jugendlichen vergleichbar zu denen von Erwachsenen. Essentielle Hypertonie kommt ab diesem Alter immer häufiger vor.

Adipositas

Kinder mit Übergewicht entwickeln erheblich leichter einen Bluthochdruck als normalgewichtige Altersgenossen. Selbstverständlich geht dies Hand in Hand mit dem Ernährungsstil; eine Ernährung die reich an tierischen Fetten und Cholesterin ist, wirkt sich ungünstig auf den Blutdruck aus.

Adipositas, beziehungsweise Übergewicht, gilt als die Hauptursache von Bluthochdruck bei Kindern. Gewichtsprobleme erhöhen nicht nur das Risiko des Bluthochdrucks, sondern auch das der Entstehung anderer Gesundheitsprobleme im Laufe der Kindheit, wie zum Beispiel Diabetes und Herzleiden.

Fettleibigkeit wird oft durch eine Kombination von Bewegungsmangel und einer einseitigen Ernährung verursacht. Für Kinder und Jugendliche die unter Bluthochdruck leiden, werden Lebensstilveränderungen dringend empfohlen. Die Anwendung von Medikamenten und pharmakologische Eingriffen sollten erst als letztes Mittel erfolgen und nur in Fällen wo der Bluthochdruck äußerst hoch ist oder in Fällen, in denen die Umsetzung der empfohlenen Maßnahmen erfolglos oder wirkungslos ist.

Was muss ich tun, wenn mein Kind Bluthochdruck hat?

Konsultieren Sie Ihren Arzt, wenn Sie einen Bluthochdruck bei Ihrem Kind vermuten. Ihr Arzt kann die medizinische Familienanamnese und Vorgeschichte Ihres Kindes überprüfen, sowie eine generelle körperliche Prüfung durchführen. In den meisten Fällen ist es möglich für den Arzt die Ursache der Hypertonie (beziehungsweise ob es sich um eine primäre oder sekundäre Hypertonie handelt) festzulegen. Ihr Kinderarzt kann Ihnen auch dabei helfen, den Blutdruck richtig einzuordnen und kann dadurch auch das wirkliche Risiko bestimmen.

Wenn der Bluthochdruck von einer Aortenisthmusstenose oder einer anderen Grunderkrankung verursacht wurde, wird der Arzt in manchen Fällen eine OP anfordern. Bei einem essentiellen Bluthochdruck, wo die genaue Ursache unbekannt ist, sollten Lebensstilmaßnahmen aufgerufen werden, sodass man den Blutdruck unter Kontrolle bekommt. Weitreichende Änderungen des Lebensstils ist bei älteren Kindern und Jugendlichen meist ausreichend um den Bluthochdruck entgegenzuwirken. In manchen Fällen, wie zum Beispiel bei einer sekundären Hypertonie, kann der Arzt Medikamente zur Blutdrucksenkung vorschreiben. Wenn das Übergewicht die Ursache der Hypertonie ist, sollte man bei Kindern normalerweise auf Medikamente verzichten und stattdessen, durch bewusste Ernährung und aktive Bewegung, einen Gewichtsverlust anstreben.

Für das Blutdruck-Management bei Kindern ist es entscheidend, die Blutdruckwerte regelmäßig zu messen, um sicherzustellen, ob die Blutdruck-Therapie anschlägt oder nicht.

Folgende Maßnahmen und Lebensstiländerungen können angenommen werden um den Blutdruck Ihres Kindes in Kontrolle zu bekommen:

- **Verminderung und Vermeidung von Stress:** Stress kann Bluthochdruck verursachen oder zur Entstehung eines Bluthochdrucks beitragen. Falls Ihr Kind unter chronischem Stress leidet, können Therapie-Maßnahmen verwendet werden um Ihrem Kind dabei zu helfen, mit Ängsten und Sorgen besser fertig zu werden.
- **Vermeidung der passiven Tabakrauchexposition:** Tabakrauch ist genauso schädlich wie das Rauchen und gelegentlich noch gesundheitsschädlicher. Wir

werden die Gefahren des passiven und aktiven Rauchens auf die Gesundheit in *Abschnitt 3.5* besprechen.

- **Auswahl gesunder Lebensmittel und Snacks:** Falls Ihr Kind unter Bluthochdruck leidet, ist die strikte Durchführung einer ausgewogenen und gesunden Ernährung notwendig. Die Ernährung verändern heißt Schritt für Schritt neue gesundere Essgewohnheiten annehmen. Im Allgemeinen ist es am besten und einfachsten für das Kind, wenn die ganze Familie an der Ernährungsumstellung teilnimmt. Ernährungspläne und Tipps zur Ernährungsumstellung und zur DASH-Diät finden Sie in *Abschnitt 3.2*. Ernährungsphysiologisch ausgewogene DASH-Diät Speisepläne finden sie in *Abschnitt 3.3*.

- **Training und Bewegung in den Alltag integrieren:** Es ist ungeheuer wichtig viele verschiedene Bewegungsmöglichkeiten in den Alltag einzubauen. Regelmäßige Bewegung schützt Herz und Kreislauf, hilft bei dem Abnehmen und bei der Blutdrucksenkung! Bewegung ist das Rezept für ein glückliches und gesundes Leben. Kinder haben generell einen natürlichen Bewegungsdrang und dieser sollte gefördert werden. Falls Ihr Kind jedoch bereits unter Übergewicht leidet, ist es wichtig mit Ihrem Kinderarzt zu sprechen bevor Ihr Kind mit dem Bewegungsprogramm anfängt.

- **Überwachen Sie das Körpergewicht Ihres Kindes:** Laut der Kommission der Europäischen Gemeinschaften ist eines von fünf Kindern übergewichtig oder fettleibig. Ein übergewichtiges Kind sollte Fett vermeiden, mehr Sport treiben, und eine ausgewogene Ernährung einnehmen. Es ist empfohlen mit Ihrem Kinderarzt zu sprechen um einen Behandlungsprogramm zu entwickeln und um Ziele in Sachen Gesundheit und Gewichtsreduzierung zu setzen.

- **Vorsicht bei Koffein für Kinder und Jugendliche:** Kaffein erhöht die Herzfrequenz und die Auswirkungen auf Kinder und Jugendliche ist verstärkt. Ihr Kind sollte keine Getränke trinken die Koffein beinhalten, dazu gehören zum Beispiel Kaffee, Espresso, grüner Tee, Schwarztee, weißer Tee, Energydrinks, Energie Shots, Kakao, Cola und andere koffeinhaltige Erfrischungsgetränke.

- **Salzverzehr verringern:** Die Reduzierung der Salzaufnahme ist zentral zur effektiven Erniedrigung des Blutdrucks. Die Auswirkungen von Salz auf den Blutdruck werden wir in *Abschnitt 3.1* besprechen.

4. *Bluthochdruck bei Frauen und Bluthochdruck in der Schwangerschaft*

Nicht selten entwickeln Frauen mit einem normalen Blutdruck während der Schwangerschaft einen Bluthochdruck. Bluthochduck kommt häufiger bei der ersten Schwangerschaft vor und tritt bei späten Schwangerschaften (wenn die Mutter über 35 Jahre alt ist) auch etwas häufiger vor. Das Östrogen der Antibaby-Pille kann den Blutdruck auch erhöhen. Deshalb ist ein wichtig, dass der Blutdruck bei Frauen, die die Pille nehmen, regelmäßig und kontinuierlich überwacht wird.

Die Hypertonie während der Schwangerschaft wird als **Gestose** oder **Gestationshypertonie** bezeichnet. Gestose, unter ärztlicher Kontrolle, ist behandelbar und birgt üblicherweise auch keine Gefahr.
Schwangerschaftsbedingter Bluthochdruck kann entweder permanent oder vorübergehend sein und kann vor beziehungsweise während der Schwangerschaft auftreten. Bluthochdruck während der Schwangerschaft kann, wenn eine Präeklampsie sich daraus entwickelt, eine bedeutende Gefahr darstellen. Eine frühe Erkennung ist deshalb entscheidend.

Bluthochdruck vor der Schwangerschaft

Die sorgfältige und regelmäßige Kontrolle des Blutdrucks ist bei Frauen, die vor einer Schwangerschaft bereits von Bluthochdruck oder einem anderen verbundenen Gesundheitszustand betroffen sind, besonders wichtig, da für die Betroffenen ein erhöhtes Risiko besteht.

Falls Sie Medikamente gegen Bluthochdruck einnehmen und schwanger sind oder beabsichtigen, schwanger zu werden, ist es extrem wichtig sich erst einmal von Ihrer Hausärztin, Ihrem Hausarzt, Ihrer Gynäkologin oder Ihrem Gynäkologen beraten zu lassen. Falls Sie bereits von Bluthochdruck betroffen sind, ist es wichtig zu berücksichtigen, dass die Schwangerschaft den Bluthochdruck oft erheblich erschweren kann.

Falls Sie schwanger sind, glauben, schwanger zu sein, oder vorhaben, schwanger zu werden, sollten sie sofort mit Ihrem Arzt sprechen falls eins der folgenden Zustände für Sie gilt:

- **Ihre Blutdruckwerte waren bereits vor der Schwangerschaft erhöht.**
- **Sie haben einen BMI (Body-Mass-Index) über 35.**
- **Wenn Sie ACE-Hemmer oder Angiotensin-II-Rezeptorblocker (ARB) Medikamente einnehmen:** Falls Sie diese Medikamente einnehmen und glauben oder vermuten, dass Sie schwanger sind, müssen Sie sofort Ihren Arzt aufsuchen. ACE-Hemmer und Angiotensin-II-Rezeptorblocker können Gefahren für

die Mutter und für den Fötus darstellen und deshalb sollten Behandlungs-Alternativen in Betracht gezogen werden.

- **Sie haben eine Nierenerkrankung:** Mit der Schwangerschaft ist das Risiko eines Nierenversagens ebenfalls erhöht. Falls Sie unter einer Nierenerkrankung leiden, ist es deswegen wichtig einen Arzt aufzusuchen um zu diskutieren ob es ratsam ist, die Schwangerschaft austragen zu lassen. Bei manchen Frauen mit leichten bis mittelschweren Nierenerkrankungen (Phase 1 – 2) – die gesunde Blutdruckwerte aufzeigen und auch kein oder relativ wenig Protein in Ihrem Urine haben – gibt es jedoch immer noch die Möglichkeit eine gesunde und komplikationslose Schwangerschaft zu erfahren. Die Risikobewertung muss individuell für jede Patientin erfolgen.

Konsultieren Sie stets Ihren Arzt, besonders, wenn Sie zu einer dieser Risikogruppen gehören, sodass Sie die mit einer Schwangerschaft verbundenen Risiken und Risikofaktoren in Ihrem konkreten Fall umfangreich verstehen. In einer Beratung können Sie die Risiken vor einer Schwangerschaft abklären und auch die, die sich im Laufe einer bestehenden Schwangerschaft ergeben können.

Wenn Sie schwanger sind sollten Sie regelmäßig zur Schwangerschaftsuntersuchung gehen. Durch diese kann ein eventueller Bluthochdruck auch rechtzeitig erkannt werden. Frauen, die bereits einen bestehenden Zustand haben, sollten den Empfehlungen des Arztes Folge leisten und über

die routinemäßigen Kontrollen hinaus untersucht und
betreut werden.

Bluthochdruck während der Schwangerschaft

Auch wenn Sie nicht unter Bluthochdruck oder einem
anderen bestehenden Gesundheitszustand leiden, sollten Sie
dennoch, vor einer geplanten Schwangerschaft, einen Arzt
aufsuchen und Ihren Blutdruck messen lassen. Die
Blutdruckmessung vor einer Schwangerschaft ist sehr
nützlich. Denn es ist wichtig, in dem Falle das die Mutter
während der Schwangerschaft einen Bluthochdruck
entwickelt, zu wissen ob die Blutdruckwerte bereits vor der
Schwangerschaft erhöht waren oder ob der Bluthochdruck
erst im Laufe der Schwangerschaft aufgetreten ist.

Präeklampsie

Die Präeklampsie ist eine Schwangerschaftserkrankung, die
durch einen Bluthochdruck sowie mögliche Schäden zu dem
Zustand der Körperorgane, wie Leber oder Nieren,
charakterisiert ist. Von einer Präeklampsie spricht man bei
einem erhöhten Blutdruck und bei dem Auftreten von
erhöhten Eiweißausscheidungen im Urin.
Wassereinlagerungen sind auch möglich. Die Präeklampsie
tritt in der Regel nach der 20. Schwangerschaftswoche auf
und endet mit der Niederkunft der Mutter – d.h. mit der
Geburt des Kindes. Die Erkrankung ist für die Mutter

sowohl für das Ungeborene gefährlich. Eine frühe
Erkennung ist deshalb entscheidend.

In dem Fall das eine Präeklampsie auftritt, muss die Mutter
streng überwacht werden, da bei einem Blutdruckanstieg
Leber- oder Nierenschäden möglich sind. Die Präeklampsie
kann unbehandelt zu lebensbedrohlichen Komplikationen
führen.

Bei der Entstehung der Präeklampsie spielen verschiedene
Faktoren eine Rolle. Die genaue Ursache von Präeklampsie
ist allerdings immer noch unklar. Das Risiko eine
Präeklampsie zu entwickeln ist dennoch in den folgenden
Fällen erhöht:

- Die Mutter ist jünger als 19 oder älter als 40.
- Die Mutter hatte bereits vor der Schwangerschaft
  Präeklampsie.
- Ihre Mutter hatte Präeklampsie (familiäre
  Veranlagung).
- Die Mutter ist übergewichtig.
- Die Mutter ist mit Zwillingen schwanger oder
  erwartet mehr als ein Kind.
- Die Mutter hatte vor der Schwangerschaft an einer
  Nierenerkrankung gelitten.
- Die Blutdruckwerte der Mutter waren bereits vor der
  Schwangerschaft erhöht.
- Die Mutter hat Diabetes und leidet unter einer
  verbundenen Erkrankung, wie beispielsweise einer
  Nieren-, Nerven- oder Augenkrankheit.

Zu den Symptomen der Präeklampsie gehören:

- Bluthochdruck – mehr als 140/90 mm Hg.
- Proteinurie (Übermäßige Konzentrationen von Eiweiß im Harn) – generell mehr als 300 Milligramm innerhalb von 24 Stunden.
- Abdominalschmerzen.
- Verschwommenes Sehen, Änderungen und Störungen in der Vision.
- Plötzliche, große oder übermäßige Gewichtszunahme.
- Kopfschmerzen.
- Schwellungen.
- Wasseransammlungen in den Füßen, Beinen, Händen oder im Gesicht.

Eine schwere Präeklampsie kann zu einer Eklampsie (einem eklamptischen Anfall) führen. Eklampsie ist eine lebensbedrohliche Erkrankung, die gefährliche Komplikationen hervorrufen kann, von Nierenversagen, Krampfanfällen, Lungenödem, Erblindung und Schwellung des Hirngewebes, zu Blutgerinnungsstörungen. Eine sofortige Behandlung der Eklampsie ist notwendig da dieser Zustand bedeutet (für Mutter und Kind) akute Lebensgefahr. Wird eine Präeklampsie oder Eklampsie rechtzeitig behandelt, kommen selten bleibende Schäden vor. Jedoch besteht für die Mutter immer noch ein erhöhtes Risiko, in einer nachfolgenden Schwangerschaft, erneut eine Präeklampsie zu entwickeln.

Präeklampsie und chronischer Bluthochdruck

Eine Schwangerschaft mit Bluthochdruck ist mit Risiken für Mutter und Kind verbunden. Eine sofortige und entsprechende Therapie der Präeklampsie ist notwendig da der Bluthochdruck während der Schwangerschaft chronisch werden kann. Bei einer ernsthaften Komplikation ist es möglich, dass Ihr Arzt den Abbruch der Schwangerschaft – als Heilung für die Präeklampsie – vorbringt.

Bei Frauen die von Bluthochdruck betroffen sind, deuten die folgenden Frühwarnhinweise auf eine mögliche Präeklampsie hin:

- Anormale Leber-Funktion.
- Plötzlicher erhöhter Eiweißausscheidung.
- Plötzlicher Blutdruckanstieg (der zuvor kontrolliert wurde).
- Neigung zu Blutungen (die durch eine Thrombozyten-Anzahl unter 100.000 pro Mikroliter Blut verursacht wird).

Transienter (Temporärer) Bluthochdruck

Der Bluthochdruck während der Schwangerschaft wird als ‚transient' bezeichnet, wenn:

- Keine Präeklampsie vorliegt.
- Die Blutdruckwerte nach ca. 12 Wochen wieder im Normalbereich liegen.

Transienter Bluthochdruck stellt üblicherweise kein direktes Risiko für die Mutter oder das ungeborene Kind dar. Eine Behandlung ist deshalb nicht immer notwendig. Allerdings taucht ein transienter Bluthochdruck in nachfolgenden Schwangerschaften öfters wieder auf und weist auch auf eine potenzielle zukünftige essentielle Hypertonie hin. Es ist deswegen ratsam, für Mütter die einen transienten Bluthochdruck erfahren haben, gesundheitsfördernde Maßnahmen und gefäßschützende Lebensstiländerungen, die in *Abschnitt 3* erläutert werden, anzunehmen. Wie bereits gesagt, ist das Vorbeugen stets besser als das Heilen!

Schwangerschaftsbluthochdruck: Vorsichtsmaßnahmen der Erkennung und der Vorbeugung

1. Eine regelmäßige Schwangerschaftsuntersuchung ist ein Muss! Bei der Vorsorge misst der Gynäkologe den Blutdruck und die Eiweißausscheidungen.
2. Beim Auftreten der folgenden Symptome direkt einen Arzt aufsuchen: Kopfschmerzen, Krampfanfälle, Lichtempfindlichkeit oder Sehstörungen, plötzliche Wassereinlagerungen, Schwindel, und Übelkeit.
3. Sich gesund und ausgewogen ernähren, auf das Rauchen und Alkohol trinken verzichten, Stress vermeiden und regelmäßig moderaten Sport treiben.
4. Immer den Empfehlungen Ihres Arztes folgen.

5. _Diabetes und Bluthochdruck_

Die Kombination von Bluthochdruck und Diabetes ist eine gefährliche Mischung für das Herz und den Kreislauf. Diabetes (die so genannte Zuckerkrankheit) ist eine Stoffwechselerkrankung, die durch einen erhöhten Blutzuckerspiegel gekennzeichnet wird. Beim Diabetes sind zwei Typen zu unterscheiden:

- **Typ 1 Diabetes:** Für das Entstehen eines Typ-1-Diabetes ist die Zerstörung der insulin-produzierenden Zellen verantwortlich. Beim Typ-1-Diabetiker wird überhaupt kein Insulin produziert und deswegen muss Insulin von außen mit Injektionsgeräten zugeführt werden.
- **Typ 2 Diabetes:** Typ-2-Diabetes ist die üblichste Diabetesform. Bei Menschen mit Typ-2-Diabetes produziert der Körper entweder nicht genug Insulin oder kann das produzierte Insulin nicht richtig verwerten. Die Behandlung für Typ-2-Diabetes umfasst typischerweise die Annahme einer gesunden Lebensweise. In bestimmten Einzelfällen werden Zuckertabletten und Insulinspritzen vorgeschrieben.

Das Risiko einen Bluthochdruck zu entwickeln ist bei Diabetikern erheblich erhöht. Menschen mit Typ-2-Diabetes leiden oft auch unter hohem Blutdruck. Bei Menschen mit Typ-1-Diabetes ist Hypertonie weniger weit verbreitet.

Darüber hinaus kann der Bluthochdruck die Auswirkungen von Diabetes verschlimmern. Falls Sie Diabetes haben, besonders Typ-2-Diabetes, ist es deswegen ratsam Ihren Blutdruck regelmäßig zu kontrollieren und zu überwachen.

Bei Diabetes ist es empfohlen Blutdruckwerte unter 140 (systolisch) mm Hg und unter 85 (diastolisch) mm Hg anzustreben.

Falls Sie selber Diabetiker oder Diabetikerin sind, sollten Sie deswegen eine Blutdruckzielwert von 130/80 mm Hg oder weniger anvisieren.

Das Erkrankungsrisiko ist höher wenn Sie bereits vor der Entwicklung eines Typ-2-Diabetes unter Bluthochdruck leiden. Zu den anderen Faktoren die zu der Entstehung von Typ-2-Diabetes beitragen gehören: Alter, Ethnizität, erbliche Veranlagungen und andere Umweltfaktoren wie Bewegungsmangel, Übergewicht oder Fehlernährung.

Anzeichen oder Symptome:

- Erhöhter Durst
- Gewichtsverlust
- Häufige Harndrang, insbesondere im Verlaufe der Nacht
- Starke Ermüdung

- Verschwommenes Sehen / Änderungen und Störungen in der Vision
- Verstärktes Hungergefühl

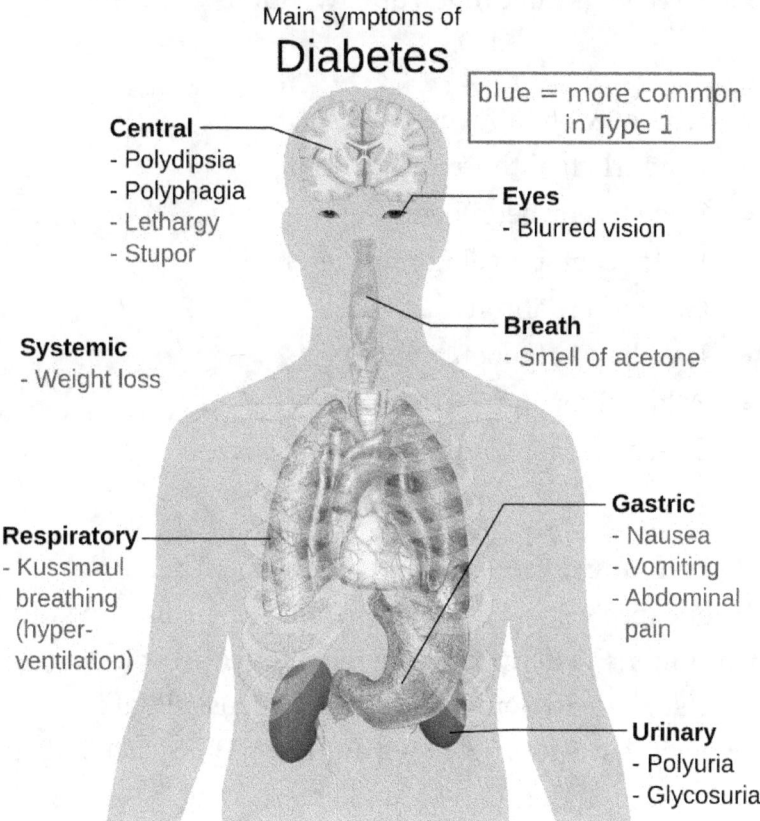

Main symptoms of
Diabetes

blue = more common in Type 1

Central
- Polydipsia
- Polyphagia
- Lethargy
- Stupor

Eyes
- Blurred vision

Breath
- Smell of acetone

Systemic
- Weight loss

Respiratory
- Kussmaul breathing (hyper-ventilation)

Gastric
- Nausea
- Vomiting
- Abdominal pain

Urinary
- Polyuria
- Glycosuria

Management des Diabetes bei Bluthochdruck

Menschen mit Bluthochdruck können viel tuen um ihre Werte zu verbessern. Zudem profitieren Typ-2-Diabetiker von den Lebensstilmaßnahmen gleich mehrfach.

Der Blutdruck kann durch Medikamente und durch die gesunde Umstellung der Lebensweise gesenkt werden. Dieselben Maßnahmen können angenommen werden um den Bluthochdruck und Diabetes gleichzeitig zu regulieren und um Folgeerkrankungen abzuwenden:

- Übergewicht abbauen
- Körperlich aktiv sein
- Salzverzehr begrenzen
- Blutzuckerspiegel kontrollieren
- Gesund ernähren
- Rauchen aufgeben
- Alkoholkonsum einschränken
- Stress vermeiden und kontrollieren

Die Umsetzung dieser Maßnahmen ist das Thema des nächsten Abschnitts. Falls Sie Diabetes sowie Bluthochdruck haben sollten Sie dennoch in regelmäßigen Abständen einen Arzt aufsuchen. In dem Fall das die Lebensstilmaßnahmen keine positiven Auswirkungen auf Ihren Blutdruck haben wird der Arzt in der Regel Medikamente zur Blutdrucksenkung vorschreiben. Der Zugriff zu Medikamenten ist jedoch auf eine Reihe von Faktoren bedingt, dazu gehören das Alter, Ethnizität, medizinische Vorgeschichte, Medikamente die Sie momentan einnehmen und die Nebenwirkungen der Blutdruck-Medikamente.

Abschnitt 3: Hypertonie – Vorbeugung und Behandlung

Die Blutdruckwerte jeder Person sollten regelmäßig kontrolliert und überprüft werden. Falls Ihr Blutdruck erhöht ist oder in der Prähypertonie-Phase liegt, sollten Sie, ohne unnötige Verzögerung, Maßnahmen ergreifen um ihre Werte zu verbessern.

In diesem Abschnitt besprechen wir die Maßnahmen gegen Bluthochdruck die sich als besonders wirksam erwiesen haben. Für die meisten Menschen sind diese Maßnahmen ausreichend um den Blutdruck in den Griff zu bekommen – und auf Medikamente kann man im Normalfall zum Glück komplett verzichten! Durch die erfolgreiche Durchsetzung von gesunden Lebensgewohnheiten kann eine medikamentöse Therapie oft vermieden oder zumindest minimiert werden. In Einzelfällen, zum größten Teil für Betroffene die sich in der zweiten Bluthochdruckphase befinden (Hypertonie Grad 2), ist die Einfuhr von verschreibungspflichtigen Medikamenten teilweise notwendig um den Blutdruck unter Kontrolle zu bekommen und um der Gefahr der Zustandsverschlechterung entgegenzuwirken. Jedoch sollten Patienten einer pharmakologischen Behandlung auch auf dieselben Lebensstilmaßnahmen zugreifen um die besten Behandlungsergebnisse zu erhalten.

Die Änderung der Lebensgewohnheiten ist die wichtigste Voraussetzung für eine erfolgreiche Bluthochdrucktherapie. Vor allem fünf zentrale Veränderungen der Lebensgewohnheiten sind notwendig für die Reduzierung oder Vermeidung von Bluthochdruck: die Begrenzung des Salzkonsums, die Annahme einer ausgewogenen und gesunden Ernährung, die Vermeidung von schädlichen und ungesunden Substanzen (dazu gehört insbesondere die Raucherentwöhnung), die regelmäßige körperliche Bewegung und die Stressbewältigung.

1. *Salz: Zu viel Salz macht krank*

Ein verringerter Verzehr von Salz hat viele Vorteile für das Herz und das Hirn. Zu viel Salz erhöht den Blutdruck, sowie das Risiko für Schlaganfall und Herzversagen. Zudem haben eine Reihe von Studien gezeigt, dass die Salzreduzierung in den meisten Menschen eine positive (d.h. Druck-senkende) Auswirkung auf den Blutdruck hat.

Im Allgemeinen gilt: desto weniger Salz, desto niedriger der Blutdruck. Zu viel Natrium im Blut hält Wasser im Körper zurück, welches zu einer Ansammlung von überschüssigen Flüssigkeit in dem Körper führt. Dadurch wird das Herz zusätzlich belastet und diese verstärkte Belastung erhöht wiederum den Blutdruck. Aufgrund dieser Wechselwirkung ist die Kontrolle des Salzverzehrs eminent wichtig für die Blutdruckkontrolle und die

Blutdrucksenkung.

In diesem Abschnitt werden wir besprechen, was Sie wissen müssen bezüglich des Thema Salzes, insbesondere wie man den Salzkonsum verringern kann, welche Nahrungsmittel einen hohen Salzgehalt haben, sowie Tipps und Tricks zu einer salzreduzierteren Ernährung und Diät.

Natrium: Die Wahrheit

Wer zu viel Salz einnimmt, erhöht sein Risiko für Bluthochdruck und andere Folgeerkrankungen. Salz ist jedoch auch lebenswichtig und eine tägliche Salzaufnahme von 2 – 3 Gramm pro Tag ist empfohlen (ungefähr ¾ eines Teelöffels Salz) und bei Sportlern ein bisschen mehr. Natrium ist ein lebensnotwendiges Element, der das Säure-Basen-Haushalt aufrecht hält, welches wiederum unsere Körperfunktionen ermöglicht. Ohne Salz würde der Wasser- und Nährstoffhaushalt des Körpers nicht funktionieren. Der Körper eines Erwachsenen braucht täglich mindestens 1,4 Gramm Natrium (das entspricht ca. 3,75 Gramm Salz) um den Salzverlust auszugleichen.

Die durchschnittliche Salzaufnahme in Deutschland

übersteigt jedoch diesen Mindestbedarf um das Vielfache. Laut der Nationalen Verzehrsstudie II des Max-Rubner-Instituts (MR) in Karlsruhe, konsumiert ein erwachsener Mann in Deutschland im Durschnitt 8,8 Gramm Salz und eine Frau rund 6,3 Gramm Salz pro Tag.

Speisesalz ist – entgegen gängiger Vorstellungen – nicht der primäre Beiträger zu unserem täglichen Natriumkonsum. Im Gegenteil, der Großteil des Natriums (rund 75 %) wird durch Fertigprodukte, Snacks sowie durch Mahlzeiten in Restaurants verzehrt.

Natriumgehalt von Kochsalz oder Tafelsalz

Salz beinhaltet typischerweise 40 % Natrium und 60 % Chloride:

- **1/4 Teelöffel** Salz beinhaltet schätzungsweise **575 mg Natrium**
- **1/2 Teelöffel** Salz beinhaltet schätzungsweise **1,150 mg Natrium**
- **3/4 Teelöffel** Salz beinhaltet schätzungsweise **1,725 mg Natrium**
- **1 Teelöffel** Salz beinhaltet schätzungsweise **2,300 mg Natrium**

Gesunde Nahrungsmittel wählen!

Wie bereits erwähnt machen Fertigprodukte rund 75% von unserem täglichen Salzkonsum aus. Eine Reduktion der mit der Nahrung aufgenommenen Salzmenge, besonders in Fertigprodukten, kann deshalb bei den meisten Menschen das Risiko von Bluthochdruck reduzieren.

Das folgende ist eine Liste von verarbeiteten Lebensmitteln die besonders natriumreich sind. Es ist daher empfohlen, diese aus ihrer Diät zu streichen:

- Bouillonwürfeln und ähnliche Produkte
- Brötchen und Brotsorten
- Croutons
- Gemüsekonserven
- Herzhafte Snacks, zum Beispiel Kartoffelchips, Crackers und Salzbrezeln
- Käse (Natur- und Schmelzkäse), besonders Hüttenkäse
- Oliven
- Pickles
- Pizza
- Salsa und Salatsoßen
- Sardellen
- Soßen, insbesondere Bratensoße und vorgefertigte Würzmittel

- Speck, Schinken, Geflügel, Würste, Aufschnitt und geräuchertes Fleisch
- Thunfisch in Dosen und andere Fischkonserven
- Tomatensaft und Gemüsesaft
- Vorbereitete Fleischgerichte, zum Beispiel Rindfleischtopf, Chili oder Hackbraten
- Vorbereitete Nudelgerichte, zum Beispiel Nudelsalat, Lasagne oder Spaghetti mit Fleischsoße
- Vorbereitete Sandwiches, zum Beispiel Hamburgers und Hotdogs
- Vorbereitete Suppen, beispielsweise Dosensuppe oder Trockensuppe

Weniger Salz!

Tipps zur Reduzierung der täglichen Salzzufuhr:

- Entfernen Sie Ihren Salzstreuer von Ihrem Esstisch und verstecken Sie die Streudose in dem Schrank!
- Essen Sie natriumarm und kaliumreich. Sie sollten versuchen, mehr frisches Gemüse und Obst zu wählen, anstatt von pikanten oder salzigen Snacks.
- Vermeiden oder reduzieren Sie verarbeitete Lebensmittel, besonders natriumreiche Soßen und gepökelte Lebensmittel.
- Kochen und backen Sie selbst!

- Kommen Sie regelmäßig zum Schwitzen! Schwitzen fördert die Salzausscheidung!

Tipps zur Salzreduktion beim Einkaufen:

- Immer frische Produkte kaufen!
- Vollkornprodukte anstatt von Weißmehlprodukte kaufen, da Vollkornprodukte generell wesentlich weniger Natrium beinhalten.
- Fang an, immer die Inhaltstabellen zu lesen und achte hierbei vor allem auf die Natriumangaben. Vermeide Lebensmittel die mehr als 180 Milligramm Natrium beinhalten.
- Kaufe nur natriumarmes Mineralwasser (unter 20 Milligramm Natrium pro Liter).
- Wählen Sie Lebensmittel mit einem niedrigen Natriumgehalt.

Tipps zur Salzreduktion beim Kochen:

- Immer frisch kochen! Verwende frische Zutaten anstatt von Fertiggerichten und Konserven, die bereits sehr viel Salz enthalten.
- Halten Sie sich nie an die Rezept-Vorgaben! Noch besser: Ersetze das Salz einfach mit anderen Gewürzen und Kräutern!
- Reichlich frische Kräuter und Gewürze verwenden! Beim kochen ist es empfohlen, kreativ

mit Gewürzen und Kräutern zu würzen und nur wenig Salz zu benutzen: mit Kreuzkümmel, Curry, Dille, Estragon, Ingwer, Koriander, Limonen, Lorbeerblatt, Majoran, Oregano, Pfeffer, Rosmarin, Thymian, Zwiebel, Zitronen, Rotwein oder Weißwein etc.

- Achtung bei Aromaten (wie zum Beispiel Ketchup, Senf und Teriyaki-Sauce), Brühen, Gewürzsalzen und Geschmacksverstärkern!
- Gesalzene Butter und vor allem Fertigprodukte und Nahrungsmitteln die Mono-Natrium-Glutamat (MSG) beinhalten meiden.
- Lebensmittelkonserven, zum Beispiel Bohnen, vor dem Kochen abspülen. Das Abspülen entfernt einen Großteil des Natriums.
- Das Kochwasser von Gemüse sollte möglichst immer weiterverwendet werden! Benutze das kaliumreiche Kochwasser beispielsweise für Soßen und einfach generell beim Kochen!

Tipps zur Salzreduktion bei Außerhausverpflegung:

- Bei Kantinen und Restaurants wird oft überreichlich gesalzen! Deshalb ist es immer eine gute Idee das Küchenpersonal zu informieren, das Sie salzarm essen möchten. Sie können auch fragen, Soßen in einer Seitenplatte serviert zu bekommen, sodass Sie die Menge die Sie konsumieren kontrollieren können.

Mehr Kalium!

Das Verhältnis zwischen Natrium und Kalium spielt bei der Blutdruckkontrolle eine wichtige Rolle. Der Blutdruck wird teilweise von Stoffen wie Kalium und Natrium beeinflusst. Das Verzehr von kaliumreichen Produkten, wie zum Beispiel Bananen, Bohnen, dunkelgrünes Blattgemüse, Kartoffeln, Squash, Joghurt, Fisch, Pilzen und Avocados kann daher dabei helfen, die schädlichen Auswirkungen des Natriums entgegenzuwirken.

Aus diesem Grund sollte man, um eine gesunde, salzarme und Herz-gesunde Ernährung zu fördern, die drei nachstehenden Leitlinien folgen und implementieren:

- Reduzieren Sie Ihren täglichen Salzkonsum zu 5 Gramm pro Tag (knapp unter einem Teelöffel).
- Verzehren sie mindestens 5 Portionen Gemüse oder Obst pro Tag.
- Reduzieren Sie die Aufnahme von gesättigten Fettsäuren und Trans-Fettsäuren.

Eva Coleman

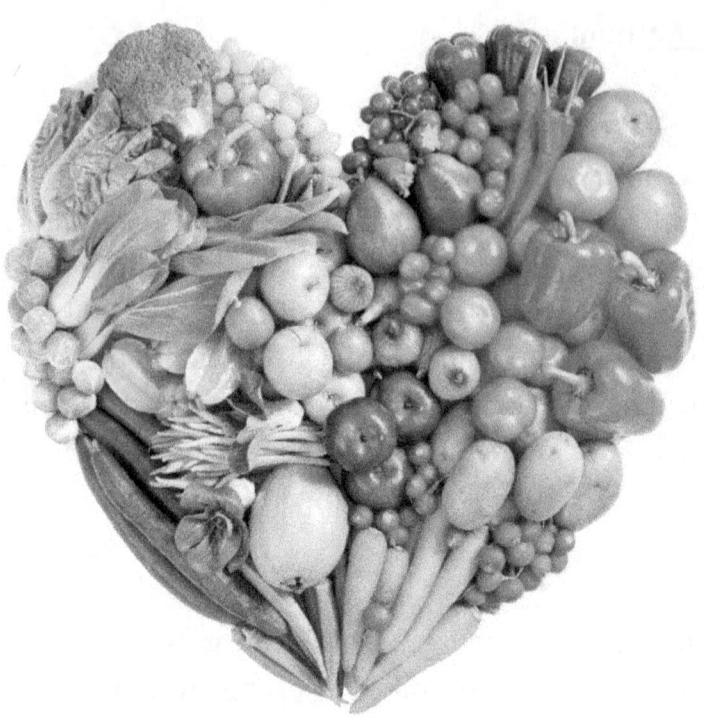

2. *Gesund abnehmen: Bluthochdruck senken mit der richtigen Ernährung*

Das Übergewicht, besonders das bauchbetonte Übergewicht, ist ein großer Risikofaktor der zur Entwicklung einer Hypertonie beitragen kann. Demgemäß ist die Gewichtsreduzierung entscheidend für die Prävention und Verringerung des Bluthochdrucks. Die DASH-Diät – reich an Kalium, reich an Kalzium und natriumarm – hat daher zahlreiche Vorteile und ist weiterhin eines der wirksamsten Methoden zur dauerhaften Blutdrucksenkung.

Mehrere Untersuchungen und Forschungsergebnisse belegen klar, dass die DASH-Diät erfolgreich systolische und diastolische Blutdruckwerte reduzieren kann.

Die DASH-Theorie – Blutdruck senken und dabei gesund abnehmen

DASH ist ein Akronym, das für „Dietary Approaches to Stop Hypertension" steht. Die DASH-Diät betont den Verzehr von Obst und Gemüse, da diese Lebensmittelkategorie besonders kaliumreich ist. In der Regel gilt: Je höher der Kaliumverzehr, desto niedriger der Blutdruck. Diese Korrelation ist jedoch zur selben Zeit

auf eine natriumarme Ernährung bedingt. Die beste
Kombination gegen Bluthochdruck? – Eine gute und
ausgewogene Ernährung mit reduzierter Salzzufuhr und
erhöhter Kaliumeinnahme.

Zudem liegt die Betonung bei der DASH-Diät bei der
gesunden Ernährung und nicht beim Kalorienzählen.
Eine nährwert-ausgewogene Diät und eine langfristige
Planung und Engagement ist für den erzielten
dauerhaften Gewichtsverlust und für die langfristigen
gesundheitlichen Vorteile, wesentlich besser.

Unter anderem hilft dieser Essensplan auch bei der
Vorbeugung der folgenden Gesundheitszustände:

- Übergewicht
- Hoher Cholesterinspiegel
- Herzerkrankung
- Typ-2-Diabetes
- Verschiedene Krebsformen

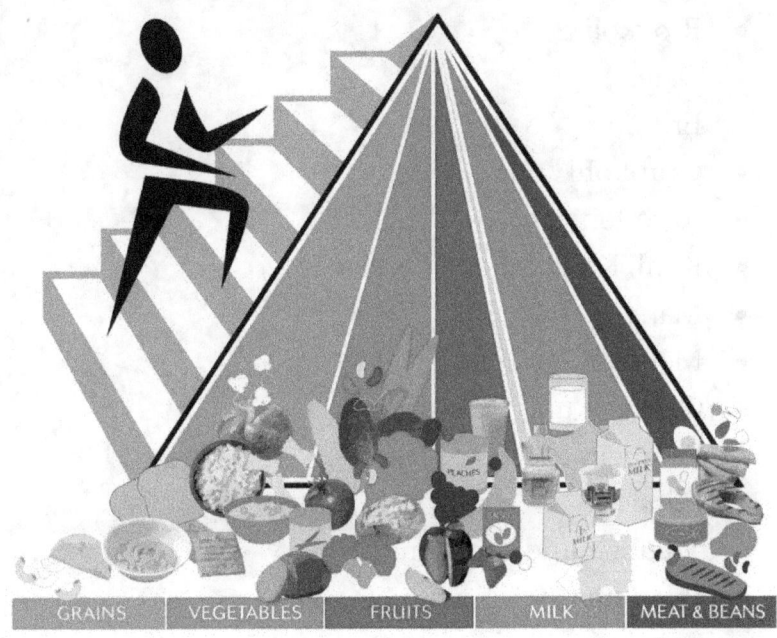

DASH-Diät Tägliche Portionen:

1. <u>**Obst und Gemüse:**</u>
   <u>**Empfohlene tägliche Verzehrmenge in Portionen: 8 - 10**</u>

Gesundheitsfördernde Speisenauswahl:

- Ananas
- Apfel und Apfelsaft
- Aprikose
- Artischocken
- Bananen

- Brechbohnen
- Brokkoli
- Daten
- Erbsen
- Grünkohl
- Karotten
- Kohl, Kohlblätter
- Mangos
- Melonen
- Orangen und Orangensaft
- Pampelmuse
- Pfirsiche
- Trauben und Traubensaft
- Pflaumen
- Spinat
- Kürbisse
- Erdbeeren
- Süße Kartoffeln
- Mandarinen
- Tomaten

Was gilt als eine Portion?

- 1 Tasse Salat / dunkelgrünes Blattgemüse
- ½ Tasse (andere) Gemüsesorten
- 6 Unzen Gemüsesaft
- 1 mittelgroße Frucht
- ½ Tasse Obst (frisch, tiefgekühlt oder konserviert)
- ½ Tasse Trockenfrucht

- 6 Unzen Fruchtsaft

2. **Getreide:**
   Empfohlene tägliche Verzehrmenge in Portionen: 7 – 8

Gesundheitsfördernde Speisenauswahl:

- Ballaststoffreiche Getreideprodukte
- Haferflocken
- Englischer Muffin
- Fladenbrot
- Dunkler Vollkornbrot

Was gilt als eine Portion?

- 1 Scheibe Vollkornbrot
- ½ Bagel
- ½ Tasse Trockengetreide
- ½ Tasse gekochte Paste oder Reis

1. **Milchprodukte (fettarm oder fettfrei):**
   Empfohlene tägliche Verzehrmenge in Portionen: 2 – 3

Gesundheitsfördernde Speisenauswahl:

- Entfettete oder fettfreie Käse und Mozzarella
- Fettfreies oder fettarmes Joghurt
- Magermilch oder 1er Milch

- Fettarmer Buttermilch oder Buttermilch mit geringem Fettanteil

Was gilt als eine Portion?

- 1 Tasse 1er Milch
- 1 Tasse Joghurt
- 1 ½ Unzen Käse

3. **Gesundes Fett:**
   Empfohlene tägliche Verzehrmenge in Portionen: 2 – 3

Die folgenden Fette sollten Sie meiden:

- Raffinierte oder geruchlose Öle und Fette
- Alle erhitzen Öle und überhitzen Fette
- Fette die reich an mehrfach ungesättigten Fettsäuren sind
- Transfette

Was gilt als eine Portion?

- 1 Teelöffel Olivenöl
- 1 Teelöffel Mayonnaise
- 1 Esslöffel Salatdressing
- 2 Esslöffel fettarmes Salatdressing

4. Meeresfrüchte, Geflügel und mageres Fleisch: Empfohlene tägliche Verzehrmenge in Portionen: 0 – 2

Gesundheitsfördernde Speisenauswahl:

- Mageres Fleisch
- Geflügelfleisch ohne Haut
- Gedämpfter Fisch oder Fleisch (kein Frittierfett!)

Was gilt als eine Portion?

- 3 Unzen gebratene oder gegrillte Meeresfrüchte, Geflügelfleisch ohne Haut oder mageres Fleisch

5. Bohnen, Nüsse und Saatgut: Empfohlene tägliche Verzehrmenge in Portionen: 1

Gesundheitsfördernde Speisenauswahl:

- Mandeln, Erdnüsse oder Nuss-Mischungen
- Rote Bohnen
- Linsen
- Wachtelbohnen
- Spalterbsen
- Sonnenblumenkerne oder Sesamkörner
- Tofu

Was gilt als eine Portion?

- 1 Tasse gekochte Bohnen
- 1/3 Tasse Nüsse
- 2 Esslöffel Sonnenblumenkerne
- 3 Unzen Tofu

Bei der Auswahl Ihrer Speisen ist es zusätzlich immer ratsam, die salzarme Alternative zu wählen! Zudem können Sie pro Woche fünf Portionen ‚Zucker' aufnehmen. Als eine Portion zählt das nachstehende:

- 1 Tasse fettarmer Fruchtjoghurt
- ½ Tasse fettarmes Joghurteis
- 1 Esslöffel Ahornsirup, Marmelade oder Zucker

Gemeinsam werden diese Nahrungsmittel Ihnen eine ausgewogene und abwechslungsreiche Ernährung anbieten, und zur gleichen Zeit den Stoffwechsel fördern, die Verdauung optimieren, hervorragende Fett verbrennende und muskelschonende Nutzeffekte hervorbringen, sowie Ihnen dabei helfen, die Kontrolle über Ihren Appetit und über Ihr Gewicht zu behalten.

3. *Die DASH-Diät: Ernährungspläne und Tipps*

Die Dash-Diät basiert sich auf einen Essensplan von
ungefähr 2000 Kilokalorien pro Tag. Im Vergleich zu
anderen Diäten lässt sich die DASH-Diät überraschend
einfach in den Alltag integrieren.

Essensplan 1:

Frühstück	Mittagessen	Abendessen
1 Tasse Cornflakes	2 Unzen Hühnerfleisch	3 Unzen Forellen
1 Tasse 1er Milch	½ Unzen fettarmer Cheddar	1 Tasse Reis
1 Scheibe Vollkornbrot	1 Fladenbrot	1 Tasse Squash
1 Teelöffel Margarine (Noch besser: 1 Teelöffel Butter auf Grasbasis)	1 Teelöffel Margarine oder 1 Teelöffel Butter auf Grasbasis	1 Tasse Spinat und/oder Grünkohl

1 Esslöffel Marmelade	1 Tasse Karotten (roh)	1 Esslöffel fettarmes italienisches Dressing
1 Banane	1 Orange	1½ Unzen magerer Käse
6 Unzen Orangensaft		

Snacks: 1 mittelgroßer Apfel, 1/3 Tasse Mandeln

Essensplan 2:

Frühstück	Mittagessen	Abendessen
1 Tasse Haferflocken	2 Unzen mageres Rindfleisch	3 Unzen Lachs
1 Tasse 1er Milch	1 Teelöffel BBQ Soße	1 Tasse brauner Reis
1 Scheibe Vollkornbrot	1 Sesambrötchen	1 Tasse gemischter Bohnen-Salat
1 Teelöffel	1 ½ Unzen	1 Esslöffel

Margarine oder 1 Teelöffel Butter auf Grasbasis	magerer Käse	fettarmes Dressing
1 Mango	1 Tasse Süßkartoffel	1 Tasse Spinat
6 Unzen Pflaumensaft	1 Tasse Kopfsalat 1 Esslöffel fettarmes Salatdressing	1½ Unzen Maisbrot

Snacks: 1 Orange, 1 Unzen Trockenfrucht, 2 Esslöffel Sonnenblumenkerne

Köstliche Zutaten im Kühlschrank aber keine Ahnung was kochen? Kein Problem! DASH-Diät Rezepte finden Sie am Ende dieses Leitfadens im Bonusteil!

Tipps zur Einhaltung der DASH-Diät:

1. Wie bei jeder Angewohnheit sollte man nicht versuchen alles auf einmal durchzusetzen. Die allmähliche und stufenweise Anpassung ist

grundsätzlich immer empfehlenswert. Erhöhen Sie die Zufuhr von Obst und Gemüse Tag für Tag.

2. Erhöhen Sie Ihren Obst- und Gemüsekonsum in dem Sie mit jeder Mahlzeit zwei Portionen Obst oder Gemüse entweder als Snack oder als Zwischenmahlzeit hinzufügen.

3. Sollten Sie unter Laktose-Intoleranz leiden, können Sie künstliche Laktase einnehmen.

4. Kontrollieren Sie immer die Lebensmitteletiketten und wählen Sie die Produkte, die wenig Salz beinhalten.

5. Reduzieren Sie langsam Ihre tägliche Energiezufuhr von gesättigten Fetten und versuchen Sie tierische Proteine und Fette durch pflanzliche zu ersetzen.

6. Alkohol, Cola und andere zuckerhaltigen Softdrinks meiden.

7. Als Nachspeise, am besten Obst!

8. Basieren Sie Ihre Speisen auf Gemüse, Bohnen und Getreide (anstatt von Fleisch, Fisch oder Geflügel).

4. *Aktiv gegen Hypertonie: Bluthochdruck vorbeugen mit Sport*

Die Erhaltung eines normalen und gesunden Körpergewichtes ist entscheidend für die Kontrolle des Blutdrucks. Generell gilt, dass der systolische Blutdruck bei Menschen mit Übergewicht, pro 5 kg Gewichtsabnahme, bei 2 – 10 Punkten sinkt.

Der Herzmuskel ist wie jeder andere Muskel in dem Körper und muss dementsprechend ausgeübt werden um stärker und effizienter zu werden. Abgesehen von der Blutdrucksenkung, bietet die regelmäßige körperliche Bewegung zahlreiche Vorteile für die Gesundheit und das allgemeine Wohlbefinden.

Ein regelmäßiges Trainingsprogramm birgt die folgenden Vorteile:

- Verstärkt den Sexualtrieb.
- Kontrolliert das Gewicht.
- Verbessert die Stimmung und die mentale Gesundheit.
- Verbessert das Gedächtnis.
- Erhöht das Energieniveau.

- Senkt den Blutzuckerspiegel (und somit auch das Risiko eines Metabolischen Syndroms und für Typ-2-Diabetes).
- Senkt das Risiko für das Auftreten von manchen Krebsformen.
- Stärkt die Knochen und die Muskeln.

Die obengenannte Liste ist jedoch nicht abschließend. Ich hoffe dennoch, dass diese knappe Liste genügend Gründe dafür bietet, die sesshafte Lebensart hinter sich zu lassen und stattdessen auf eine aktive und fröhliche Lebensweise zuzugreifen.

Aber Achtung: Konsultieren Sie immer einen Arzt bevor Sie mit einem regelmäßigen Trainingsprogramm beginnen, besonders, wenn Sie jetzt für eine längere Zeit schon nicht körperlich aktiv waren. Sie sollten einen neuen Übungsplan zunächst einmal umfangreich mit Ihrem Arzt besprechen und falls Sie über 40 Jahre alt sind, ist eine physische Untersuchung meist notwendig, um Ihre körperliche Verfassung und Gesundheitszustand festzustellen. Diese wird letztendlich bestimmen welches Trainingsprogramm sich für Sie eignet und ist auch wichtig, sodass mögliche Verletzungen vermeidet werden können.

Bevor Sie mit einem neuen Trainingsprogramm beginnen ist es zudem wichtig die folgenden Punkte zu beachten:

- Sie sollten immer langsam anfangen und die Intensität schrittweise erhöhen. Fitness ist eine langfristige Verpflichtung: die Routine und die Persistenz bilden den Kern der gesunden Bewegung.

- Tägliche Bewegung hat wesentlich vielversprechendere Auswirkungen auf den Blutdruck denn das Training das nur drei bis vier Mal die Woche stattfindet. Der Grund liegt darin das der Blutdruck nach körperlicher Bewegung generell für 7 – 8 Stunden niedriger ist und dieser Effekt hat auf lange Sicht dauerhafte positive Auswirkungen auf den Blutdruck und auf die Gesundheit im Allgemeinen.

- Aerobic-Übungen (zum Beispiel Gehen, Laufen, Schwimmen, Fahrrad fahren, Tennis spielen, etc.) haben einen viel größeren Einfluss auf den Blutdruck im Vergleich zu anaeroben Übungen (Krafttraining und Widerstandsfähigkeit). Häufiges und regelmäßiges aerobes Training hilft nachweislich besser bei der Vermeidung von Bluthochdruck und kann, auf Dauer, bei Menschen mit Bluthochdruck, den Blutdruck bei 10mm senken und diesen Menschen auch dabei helfen, langsam aber sicher, auf Blutdruck-Medikamente zu verzichten.

- Die Beteiligung an einem Trainingsprogramm die Übungen verschiedener Arten beinhaltet – Ausdauer (Aerobic), Kraft (Anaerob), Stretching und Balanceübungen – ist zweifellos die beste Vorgehensweise: durch diese senken Sie nicht nur Ihren Blutdruck, aber Sie Verstärkern zur gleichen Zeit auch Ihre Muskeln.

Um Ihnen den Start zu erleichtern, finden Sie in diesem Abschnitt Beispiel-Trainingsprogramme. Das erste 8-wöchige Programm ist für den Neueinsteiger und dient auch als Exemplar wie Sie Ihre Trainingsziele schrittweise steigern können.

Wenn Sie zu Beginn zwei Mal die Woche für 20 Minuten schnell Gehen, können Sie dieses Pensum langsam steigern, bis Sie fünf Tage pro Woche erreichen.

Ein 8 – Wöchiges Bewegungsprogramm für Anfänger

Erste Woche	• 2 Tage zügiges Gehen oder andere Aerobic-Übungen (jeweils 20 Minuten) • 1 Tage Gewichtstraining
Zweite Woche	• 3 Tage zügiges Gehen oder andere Aerobic-Übungen (jeweils 20 – 30 Minuten) • 2 Tage Gewichtstraining
Dritte Woche	• 4 Tage zügiges Gehen oder andere Aerobic-Übungen (jeweils 30 Minuten) • 2 Tage Gewichtstraining
Vierte Woche	• 4 Tage zügiges Gehen oder andere Aerobic-Übungen (jeweils 30 Minuten) • 3 Tage Gewichtstraining

Fünfte Woche	• 5 Tage zügiges Gehen oder andere Aerobic-Übungen (jeweils 30 Minuten) • 3 Tage Gewichtstraining
Sechste Woche	• 5 Tage zügiges Gehen oder andere Aerobic-Übungen (jeweils 30 – 45 Minuten) • 3 Tage Gewichtstraining
Siebte Woche	• 6 Tage zügiges Gehen oder andere Aerobic-Übungen (jeweils 30 – 45 Minuten) • 3 Tage Gewichtstraining
Achte Woche	• 5 Tage zügiges Gehen oder andere Aerobic-Übungen (jeweils 45 – 60 Minuten) • 3 Tage Gewichtstraining

Das folgende ist ein Übungsprogramm, das eine gesunde Portion von Krafttraining mit Ausdauertraining verbindet, mit Schwerpunkt auf Aerobic-Training:

S	M	D	M	D	F	S
Zügiges Gehen	Fahrrad fahren	Laufen für 20 & Anaerob (Krafttraining) für 10	Schwimmen	Anaerob (Widerstandsfähigkeit)	Berg wandern	Tennis

Mindestens 30 Minuten pro Tag.

Das Training sollte immer mit einer 5-minütigen Aufwärmphase beginnen, wodurch der Körper mit Streck- und Dehnungsübungen auf das Training vorbereitet wird.

Aerobic-Übungen (Herz-Kreislauf-Training/Cardio-Übungen): hilft bei der Senkung des Blutdrucks und verstärkt den Herzmuskel.

Anaeroben Übungen (Krafttraining): gut für Knochen und Gelenke und hilft dabei, starke Muskeln zu bilden, welche wiederum dabei helfen, im Laufe des Tages, mehr Kalorien zu verbrennen.

Dehnübungen: steigert die Flexibilität und hilft dabei, Verletzungen zu vermeiden.

Das nachstehende ist ein ca. 30 Minuten Krafttraining-Programm moderater körperlicher Betätigung, den Sie auch von zu Hause durchführen können. Um die Intensität schrittweise zu erhöhen einfach Zusatzgewichte dazugeben.

Aufwärmphase: 5 Minuten Streck- und Dehnübungen oder Cardio-Übungen (geringe Intensität)

50 Sekunden Liegestützen oder Plank

10 Sekunden Ruhezeit

50 Sekunden Ausfallschritte

10 Sekunden Ruhezeit

50 Sekunden Leg Raises

10 Sekunden Ruhezeit

50 Sekunden Jumping-Jacks oder Burpees

10 Sekunden Ruhezeit

50 Sekunden Squats

10 Sekunden Ruhezeit

5 Mal Wiederholen

Das folgende 8-wöchige Laufprogramm ist für den kompletten Neueinsteiger geeignet. Falls Sie Atemprobleme oder irgendwelche körperlichen Beschwerden haben, sollten Sie jedoch sofort einen Arzt aufsuchen um mögliche Verletzungen zu meiden. Zuletzt ist es wichtig darauf hinzuweisen, dass das Tempo nicht das Ziel ist – die stetigen Fortschritte und die kontinuierliche Fortentwicklung ist das allerwichtigste. Zudem ist es wichtig immer auf Ihren Körper zu hören, sich vor dem Beginn des Workouts zu wärmen, und durchgehend Spaß zu haben!

Trainingsplan: in 8 Wochen 30 Minuten ohne Pause laufen

Monat 1

Erste Woche	**Sonntag:** Ruhetag
	Montag: 2 Minuten Laufen, 2 Minuten Gehen (5 Wiederholungen)

	Dienstag: 25 Minuten zügiges Gehen
	Mittwoch: 2 Minuten Laufen, 2 Minuten Gehen (5 Wiederholungen)
	Donnerstag: 25 Minuten zügiges Gehen
	Freitag: 30 Minuten Krafttraining
	Samstag: Ruhetag
Zweite Woche	**Sonntag:** Ruhetag
	Montag: 3 Minuten Laufen, 2 Minuten Gehen (5 Wiederholungen)
	Dienstag: 30 Minuten zügiges Gehen
	Mittwoch: 3 Minuten Laufen, 3 Minuten Gehen (5 Wiederholungen)
	Donnerstag: 30 Minuten zügiges Gehen
	Freitag: 30 Minuten Krafttraining
	Samstag: 20 Minuten Dehnübungen oder Yoga

Dritte Woche	**Sonntag:** Ruhetag
	Montag: 4 Minuten Laufen, 2 Minuten Gehen (5 Wiederholungen)
	Dienstag: 30 Minuten zügiges Gehen
	Mittwoch: 4 Minuten Laufen, 3 Minuten Gehen (5 Wiederholungen)
	Donnerstag: 30 Minuten zügiges Gehen
	Freitag: 30 – 45 Minuten Krafttraining
	Samstag: 30 Minuten Dehnübungen oder Yoga
Vierte Woche	**Sonntag:** Ruhetag
	Montag: 5 Minuten Laufen, 1 Minute Gehen (5 Wiederholungen)
	Dienstag: 30 Minuten zügiges Gehen
	Mittwoch: 10 Minuten Laufen, 5 Minuten Gehen (2 Wiederholungen)
	Donnerstag: 30 Minuten zügiges Gehen
	Freitag: 30 – 45 Minuten Krafttraining
	Samstag: 30 Minuten Dehnübungen oder Yoga

8-Wochen-Trainingsprogramm
Monat 2

Fünfte Woche	**Sonntag:** Ruhetag
	Montag: 8 Minuten Laufen, 2 Minuten Gehen (3 Wiederholungen)
	Dienstag: 30 Minuten zügiges Gehen
	Mittwoch: 12 Minuten Laufen, 3 Minuten Gehen (2 Wiederholungen)
	Donnerstag: 30 Minuten zügiges Gehen
	Freitag: 30 – 45 Minuten Krafttraining
	Samstag: 30 Minuten Dehnübungen oder Yoga
Sechste Woche	**Sonntag:** Ruhetag
	Montag: 15 Minuten Laufen, 2 Minuten Gehen (2 Wiederholungen)
	Dienstag: 30 Minuten zügiges Gehen
	Mittwoch: 15 Minuten Laufen, 2 Minuten Gehen (2 Wiederholungen)
	Donnerstag: 30 Minuten zügiges Gehen
	Freitag: 30 – 60 Minuten Krafttraining
	Samstag: 30 – 60 Minuten Dehnübungen oder Yoga

Siebte Woche	**Sonntag:** 30 – 60 Minuten Dehnübungen oder Yoga
	Montag: 15 Minuten Laufen, 1 Minute Gehen (2 Wiederholungen)
	Dienstag: 30 Minuten zügiges Gehen
	Mittwoch: 10 Minuten Laufen, 2 Minuten Gehen, 20 Minuten Laufen
	Donnerstag: 30 – 60 Minuten Krafttraining
	Freitag: 10 Minuten Laufen, 2 Minuten Gehen, 20 Minuten Laufen.
	Samstag: 30 Minuten zügiges Gehen
Achte Woche	**Sonntag:** 30 – 60 Minuten Dehnübungen oder Yoga
	Montag: 26 Minuten Laufen, 4 Minuten Gehen (1 Mal)
	Dienstag: 30 Minuten zügiges Gehen
	Mittwoch: 28 Minuten Laufen, 2 Minuten Gehen (1 Mal)
	Donnerstag: 30 – 60 Minuten Krafttraining
	Freitag: 30 Minuten zügiges Gehen
	Samstag: 30 Minuten Laufen (1 Mal)

Gesund durch Spazierengehen

Auch wenn Sie wegen einem Grund oder einem anderen nicht rennen können, oder das Laufen einfach nicht genießen, können Sie dennoch viel tuen um Ihren Blutdruck durch Bewegung in den Griff zu bekommen. Eine Forschung von der Lawrence Berkeley Laboratory der Universität von Kalifornien hat gezeigt, dass das Spazierengehen genauso wie das Laufen, dabei hilft, das Risiko für Bluthochdruck, hoher Cholesterinspiegel und Diabetes mellitus, zu senken. Bei gleichem Energieaufwand produziert das moderate sowie die starke körperliche Bewegung, ähnliche blutdrucksenkende Verringerungen. Daher gilt, je öfter Sie Spazieren gehen oder Laufen, desto größer die gesundheitlichen Vorteile!

Der Amerikanischen Herz-Verband empfiehlt, dass man sich pro Woche an 3 bis 4 Tagen mindestens 30 Minuten ausreichend bewegen sollte, um das Herz fit zu halten. Gemäß der Britischen Herzstiftung, ist 5 Mal die Woche die empfohlene Mindestmenge.

Falls Sie jedoch unter Bluthochdruck leiden, sollten Sie jeden Tag versuchen, sich für mindestens 30 Minuten ausreichend zu bewegen. Dies wird langfristig gesehen, einen großen Unterschied machen bezüglich Ihrer allgemeinen Gesundheit. Eine Alternative oder Variante des 30 Minuten Workouts (= Dauer der Aktivität) ist das Ziel, mindestens 10,000 Schritte pro Tag zu gehen (gemessen wird hierdurch die Aktivität pro Tag). Sie können hierbei ein Pedometer benutzen, um Ihre täglichen Schritte zu verfolgen. Ein

Schrittzähler ist nicht nur nützlich, aber dient auch als ein idealer Motivationspartner! Wenn Sie sich für diese Alternative entscheiden, sollten Sie, wie bei jedem Trainingsprogramm, immer langsam anfangen und sich täglich spezifische Ziele setzen: Versuchen Sie Ihre Schrittzahl täglich bei 500 Schritten zu erhöhen bis Sie 10,000 erreichen!

Tipps für den Zusammenhalt der Motivation:

- Versuchen Sie jeden Tag zur selben Zeit zu trainieren – so wird die körperliche Bewegung ein fester Bestandteil des Alltagslebens.
- Tragen Sie beim Sport immer nur bequeme Klamotten.
- Messen Sie Ihren Blutdruck vor und nach dem Training. Dies ermöglicht und hilft dabei, die Vergünstigungen der körperlichen Bewegung auf den Blutdruck richtig zu sehen und zu verstehen.
- Setzen Sie sich realistische und erreichbare Trainingsziele – startet klein, denkt groß, und bewegt Euch regelmäßig!
- Versuchen Sie alles, um das Training unterhaltsam zu machen: wechseln Sie zwischen verschiedenen Übungen ab und variieren Sie die Reihenfolge: Laufen, Spazieren gehen, Stretching und mit anderen Cardio- Übungen.

Schwangere und stillende Frauen		
14 – 18 Jahre	1300 mg	3000 mg
19 – 50 Jahre	1000 mg	2500 mg

Die Einschränkung ungesunder Nahrung und die Vielseitigkeit gesunder Lebensmittel, ist wichtig für das geistige und körperliche Wohlbefinden und für die Vitalität. Um sicherzustellen, dass Sie täglich die empfohlene Menge von Calcium einnehmen, ist es empfohlen sich abwechslungsreich mit Milchprodukten, dunkelgrünen Blattgemüsen und Fisch zu ernähren. Die folgende Liste ist erstellt, um Ihnen einen allgemeinen Eindruck zu geben, bezüglich gesunder Nahrungsmittel und ihren entsprechenden Calciumgehalt.

NAHRUNGSMITTEL (Wie viel?) = CALCIUMGEHALT (in mg)

- Sardellen (75 g) = 174
- Bohnen, gekocht oder konserviert (2/3 Tasse, 175 ml) = 93 – 141
- Käse, z.B. Ziegenkäse, Mozzarella oder Cheddar (50 g) = 395 – 506
- Grünkohl (1/2 Tasse) = 95
- Spinat (1/2 Tasse) = 129
- Hüttenkäse (1 Tasse) = 146 – 217
- Orangensaft (1/2 Tasse, 125 ml) = 155
- Lachs (75 g) = 179 – 208
- Joghurt (3/4 Tasse, 175 g) = 292 – 332

- Finden Sie sich einen Sport-Partner oder treten Sie einem Sportverein bei!

Zusammenfassend ist es wichtig zu betonen das jede Art der körperlichen Bewegung, sogar gelenkschonende Übungen von niedriger Intensität, wie beispielsweise das Spazierengehen, den Blutdruck auf Dauer senken kann. Man sollte immer versuchen sich jeden Tag für mindestens 30 Minuten ausreichend zu bewegen. Für die enormen Gesundheitsvorteile die das Training bietet, lohnt sich die Mühe auf jeden Fall!

5. ___Nein sagen lernen und Grenzen setzen: Alkohol,
   Nikotin und Koffein___

Durch die Raucherentwöhnung und die Einschränkung von
Alkohol und Koffein werden Sie:

- Ihre Arbeitsleistung verbessern.
- Ihr Sexualleben verbessern.
- Ihre Lebenserwartung erhöhen.
- Ihren Blutdruck senken.

Für viele Menschen ist es extrem schwierig auf diese
komplett zu verzichten. Es ist jedoch im Allgemeinen
empfohlen, dass man dem Rauchen endgültig Lebewohl
sagt, aber dass das Alkohol und Kaffee trinken in Maßen
tragfähig ist.

In diesem Abschnitt besprechen wir ausschließlich die
Auswirkungen von Alkohol, Nikotin und Koffein auf den
Blutdruck. Falls Sie ein vollständiges Verständnis über das
Problem Alkohol, Nikotin oder Koffein erwerben möchten,
deren Folgewirkungen oder Konsequenzen, wie man mit
einer Sucht umgeht oder eine Abhängigkeit behandelt, dann
wenden Sie sich bitte zu den Weblinks am Ende jedes
Unterthemas. Dort können Sie weitere Informationsmittel
finden, von denen Sie Rat und Hilfe in verschiedenen
Situationen bekommen können.

Alkohol und Bluthochdruck

Der Alkohol kann ab bestimmten Mengen den Blutdruck erhöhen. Die Blutdruckwerte fallen nach dem Akoholkonsum normalerweise wieder in den Normalbereich. Der Alkohol in Maßen hat deshalb keine langfristigen Auswirkungen auf den Blutdruck. Jedoch steigt bei Menschen die über längere Zeiträume hinweg übermäßig trinken, das Risiko von Bluthochdruck auf Dauer an, welche wiederum zu einem permanenten Bluthochdruck führen kann.

Der Alkoholmissbrauch, neben den blutdrucksteigenden Auswirkungen, kann auch andere Gesundheitsprobleme vorbringen – dazu gehören Herzerkrankungen, Depression, Degeneration des Gehirns, sowie eine erhöhte Krebsgefahr. Aus diesen Gründen sollte der Alkohlkonsum moderiert werden.

Wie viel ist zu viel?

Die Einschränkung des Alkoholkonsums kann auf Dauer Ihre Blutdruckwerte bei durchschnittlich 2 – 4 mm Hg reduzieren (die Blutdrucksenkung kann bei manchen Menschen möglicherweise auch bedeutsamer sein, aber dies kommt auch auf andere Faktoren an, zum Beispiel auf Ihre Blutdruckwerte vor dem Beginn der Therapie und auf andere Umweltfaktoren die ebenfalls die Blutdruckwerte beeinflussen können):

- **Männer:** 2 Getränke pro Tag für die meisten Männer
- **Frauen:** 1 Getränk pro Tag für die meisten Frauen

Was gilt als ein Getränk? Ein Getränk is klassifiziert als ca. 1 Unze Alkohol (ca. 30 ml Ethanol):

- 24 Unzen Bier
- 10 Unzen Wein
- 3 Unzen Whiskey (40% Alkohol)

Falls Sie unter Alkoholismus leiden oder für Hilfe bei Alkoholproblemen, wenden Sie sich bitte an folgenden Quellen:

- Anonyme Alkoholiker im deutschsprachigen Raum (AA): hwww.anonyme-alkoholiker.de
- Bundeszentrale für gesundheitliche Aufklärung: www.bzga.de
- Deutsche Hauptstelle für Suchtfragen e.V.: www.dhs.de/einrichtungssuche/online-suche

Tabak und Bluthochdruck

Die mit Rauchen verbundenen Gesundheitsrisiken sind

wohlbekannt, jedoch sollte man auch und die mit Passivrauchen in Zusammenhang stehenden Gesundheitsrisiken bedenken. Weniger bekannt ist, dass das aktive sowie das passive Rauchen beide negative Auswirkungen auf den Blutdruck haben. Das Nikotin stimuliert die Bereiche des Nervensystems die den Blutdruck und den Puls erhöhen. Darüber hinaus schädigt das Nikotin und die anderen Inhaltsstoffe des Tabaks die Blutgefäße und erhöht so nochmalig den Blutdruck. Aus diesem Grund ist das Rauchen ein bedeutender Risikofaktor für Herz-Kreislauf-Erkrankungen.

Generell gilt, je mehr geraucht wird, desto größer das Risiko des Bluthochdrucks. Untersuchungen zeigen, dass ein direkter Zusammenhang zwischen dem Gebrauch von Tabakwaren und der Entstehung von Bluthochdruck besteht. Andererseits zeigen diese auch an, dass sobald eine Person das Rauchen aufgibt, die Blutdruckwerte auch absinken. Nichtsdestotrotz sollte berücksichtigt werden, dass der Blutdruckanstieg nur eines von zahlreichen gesundheitlichen Konsequenzen ist, welches von dem Rauchen verursacht wird.

Wenn Sie Raucher sind, schränken Sie das Rauchen ein, oder besser noch: das Rauchen einfach ganz einstellen

Wenn Sie Raucher sind und zur selben Zeit Bluthochdruck haben, ist es dringendst empfohlen mit dem Rauchen aufzuhören. Sobald Sie aufhören zu rauchen, dauert es rund

12 Stunden bis das Herz und die Lungen wieder die normale Funktion annehmen (und bis der Blutdruck wieder in den Normalbereich zurücksinkt).

Die folgenden Methoden können benutzt werden, um Ihnen dabei zu helfen, das Rauchen aufzugeben:

- Nikotinersatztherapie: z.B. die Verwendung von Nikotinkaugummi, Nikotin-Ersatz-Pflaster oder Luschtablette. Bevor dem Beginn einer dieser Therapien ist es jedoch empfohlen mit Ihrem Arzt zu sprechen, da es einige Nebenwirkungen geben kann.
- Medikamente für die Entwöhnungshilfe nehmen: wie zum Beispiel *Chantix* oder *Zyban*, die dabei helfen, Entzugserscheinungen zu minimieren.
- Schlusspunkt-Ansatz: Eine Methode wobei der Raucher bewusst eine letzte Zigarette raucht und dann endgültig mit dem Rauchen aufhört.
- Hypnose oder Akupunktur.
- Verhaltenstherapie: Endgültig mit dem Rauchen aufhören mit einer dauerhaften Verhaltensänderung.

Beziehen Sie sich bitte auf die nachfolgende Liste für weitere Informationen zum Aufgeben des Rauchens. Diese Einrichtungen und die jeweiligen Internetseiten bieten eine Vielzahl von Informationen über die Wirkung des Rauchens auf die Gesundheit, sowie Tipps und Richtlinien gegen Nikotinsucht und wie man das Passivrauchen meiden kann:

- Frau Rauchfrei: www.frau-rauchfrei.de
- Bundeszentrale für gesundheitliche Aufklärung (BZgA): www.rauchfrei-info.de
- Deutsche Herzstiftung: www.herzstiftung.de
- Stop Simply (ein kostenloser Online Rauchfrei-Kurs): www.stop-simply.de
- Deutsche Lungenstiftung E.V.: www.lungenstiftung.de

Wenn Sie Nichtraucher sind: Meiden Sie den Nebenstromrauch von Zigaretten

Als Nebenstromrauch, oder Passivrauchen, bezeichnet man das Einatmen von Tabakrauch in der Raumluft die von einem Raucher ausgeatmet wird. Das Passivrauchen kann ebenso gesundheitsschädlich sein wie das Rauchen selbst und sollte daher gemieden werden. Aktuell vertreten einige Forscher die Hypothese, dass das Passivrauchen eventuell gesundheitsschädlicher ist da der Rauch der passiv eingeatmet wird ‚ungefiltert' ist und daher mehrere schädliche Stoffe beinhaltet einschließlich Nikotin.

Zuletzt ist es wichtig zu bemerken, dass das Rauchen und der Bluthochdruck zu den häufigsten Todesursachen zählen. Hypertoniker sollten sich daher stets für das Nichtrauchen entscheiden. Um Nebenstromrauch zu meiden oder zu minimieren können Sie die folgenden Schritte beachten:

- Haltet Euer Zuhause, Büro und Auto rauchfrei!

- Falls der Rauch nicht beseitigt werden kann, versuchen Sie die Belüftung zu verbessern, z.B. durch das Öffnen von Fenstern oder Türen.

Koffein und Bluthochdruck

Koffein kann die Blutdruckwerte deutlich erhöhen. Kaffee und Tee führen durch ihren Koffeingehalt zu einer kurzfristigen Blutdruckerhöhung die in der Regel für etwa 20 – 30 Minuten anhält. Der mäßige Koffeinkonsum wird typischerweise keine dauerhaften Schäden verursachen.

Die Gewohnheit übermäßig Kaffee und andere koffeinhaltige Getränke zu trinken kann jedoch, über einen längeren Zeitraum, den Blutdruck auf Dauer erhöhen. Einige Studien haben ergeben, dass die tägliche Aufnahme von 4 – 5 stark koffeinhaltigen Getränken den Blutdruck bei manchen Menschen bis zu 5 mm Hg erhöhen kann. Abgesehen von dem Blutdruckanstieg kann der überschüssige Koffeinkonsum (generell über 300 mg Koffein pro Tag über einen längeren Zeitraum) zu anderen medizinischen Auswirkungen beitragen, einschließlich Sodbrennen, Schlaflosigkeit, Geburtskomplikationen, Osteoporose, sowie zu einem erhöhten Risiko für Herzkrankheiten.

Menschen die bereits von Bluthochdruck betroffen sind, sind wesentlich anfälliger einen zusätzlichen Blutdruckanstieg –

welches durch den übermäßigen Koffeinkonsum hervorgerufen werden kann – zu erfahren. Aber auch wenn Ihre Blutdruckwerte im Normalbereich liegen, kann Koffein eine momentane, jedoch drastische Erhöhung Ihrer Blutdruckwerte, verursachen. Die genaue Weise indem Koffein den Blutdruck beeinflusst ist allerdings immer noch umstritten, mit manchen Forschern die glauben, dass das Koffein im Körper ein Hormon blockiert der bei der Erweiterung der Blutgefäße eine zentrale Rolle spielt.

Zuletzt sollte bemerkt werden, dass der Kaffee nicht die einzige Kaffeinquelle ist: Eine Flasche Koks (16 Unzen) beinhaltet rund 49 mg Koffein, eine Tafel Schokolade (100 Gramm) birgt rund 20 mg Koffein, und Zartbitterschokolade beinhaltet rund 42 mg Koffein.

Wie viel Kaffee ist pro Tag erlaubt?

Es wird generell empfohlen, höchstens und nicht mehr als 300 mg Koffein pro Tag zu konsumieren. Eine handelsübliche Tasse Kaffee (5 Unzen) beinhaltet 100 mg Koffein. Falls Sie bereits von Bluthochdruck betroffen sind, ist es andererseits empfohlen, täglich höchstens 200 mg Koffein einzunehmen. Dabei sollte auch immer bedacht werden, dass der Koffeininhalt von Getränken, abhängig von der Marke und je nach Art des Getränks, stark voneinander abweichen kann.

Kaffeesorte	Größe	Koffeingehalt
Gebrühter Kaffee	8 Unzen (237 mal)	95 – 200 mg
Gebrühter Kaffee (entkoffeiniert)	8 Unzen (237 mL)	2 – 12 mg
Getränkespezialität, z.B. Caffè Latte oder Mokka	8 Unzen (237 mL)	63 – 175 mg
Gebrühter Kaffee, Single-Serve-Drink	8 Unzen (237 mL)	75 – 150 mg
Gebrühter Kaffee, Single-Serve-Drink (entkoffeiniert)	8 Unzen (237 mL)	2 – 4 mg
Espresso	1 Unze (30 mL)	47 – 75 mg
Espresso (entkoffeiniert)	1 Unze (30 mL)	0 – 15 mg
Instantkaffee	8 Unzen (237 mL)	27 – 173 mg
Instantkaffee (entkoffeiniert)	8 Unzen (237 mL)	2 – 12 mg

Zudem ist es empfohlen, das Kaffee trinken vor dem Training (im Wesentlichen vor jeder Art der körperlichen Bewegung) zu meiden, da körperliche Anstrengungen den

Blutdruck bereits auf natürliche Weise erhöhen. Bei der Einschränkung des Koffeinkonsums ist es zudem geraten, um Entzugserscheinungen wie Kopfschmerzen und Migräne zu meiden, eine schrittweise Vorgehensweise anzunehmen.

Für weitere Informationen über die Koffeinanteile von verschiedenen Getränken und für Tipps und Richtlinien gegen Kaffeesucht, können Sie die folgenden Webseiten aufrufen:

- Das Kaffeekontor: www.das-kaffeekontor.de
- European Food Information Council: www.eufic.org/article/de/artid/Koffein-Gesundheit
- A.Vogel: So besiegen Sie die Kaffeesucht: www.avogel.de

Zusammenfassend lässt sich sagen, dass das folgende beachtet und durchgesetzt werden sollte, um einen gesunden und gefäßschützenden Lebenswandel zu führen:

- Alkoholkonsum einschränken! Man sollte generell versuchen nicht mehr als ein alkoholisches Getränk pro Tag zu trinken. Noch besser: versuchen Sie pro Woche zwei ganz alkoholfreie Tage einzubauen!
- Rauchen einschränken oder noch besser ganz einstellen!
- Kaffee und andere koffeinhaltige Getränke nur in Maßen trinken (höchstens zwei normalstarke oder eine starke Tasse Kaffee)!

Hypertonie – Vorbeugung und Behandlung: Eine Zusammenfassung

Die Vorteile die diese Lebensstilmaßnahmen bergen, kann nicht oft genug hervorgehoben werden. Positive Veränderungen der Lebensweise helfen nicht nur dabei Ihren Blutdruck zu senken, aber auch dabei, die Wirksamkeit von blutdrucksenkenden Medikamenten zu verstärken, sowie bei der Senkung der Risikobelastung für kardiovaskuläre Erkrankungen. Eine effiziente Durchführung der DASH-Diät kann beispielsweise genauso wirksam, und manchmal noch wirksamer sein, als eine medikamentöse Therapie. Zuletzt muss daran erinnert werden, dass die Lebensstiländerungen die in diesem Abschnitt besprochen wurden, kumulativ gelten. Das bedeutet das die Durchführung von einer Kombination von zwei Maßnahmen, oder bestenfalls mehrerer Maßnahmen, noch bessere und länger anhaltende Behandlungsergebnisse erzielen kann.

Abschnitt 4: Alternative Methoden der Blutdrucksenkung

Die Strategien die in diesem Abschnitt erläutert werden, können Sie ergänzend benutzen, um den bestehenden Maßnahmenplan, der in dem vorigen Abschnitt besprochen wurde, zu fördern und zu verstärken.

1. *Stress: Stress richtig bewältigen und gesünder leben*

Die medizinische Fachwelt hat die physische Gesundheit einer Person schon allzu lange vernachlässigt. Physische oder seelische Schädigungen sind jedoch genauso gesundheitsschädlich wie physikalische Verletzungen. Die Auswirkungen der emotionalen Gesundheit auf unsere kardiovaskuläre Gesundheit wird leider häufig unterschätzt.

Es hat sich öfters gezeigt, dass Stresssituationen und schwere stressbedingte Beanspruchungen die Blutdruckwerte in die Höhe schießen können. Jedoch ist es momentan immer noch unklar, ob Strategien zur Stressbewältigung einen bestehenden Bluthochdruck nachhaltig senken könnte. Stress gilt dennoch als ein Risikofaktor für Hypertonie. Dies ist darauf zurückzuführen, dass der Körper unter Stress Hormone in den Blutkreislauf abgibt. Sobald diese Stresshormone in die Blutbahn gelangen, schlägt unser Herz schneller, die Blutgefäße verengen, und der Blutdruck steigt vorübergehend an. Es wird vermutet, das wiederholte kurzfristige Stressinstanzen mit der Zeit das Risiko für Bluthochdruck erhöhen. Obwohl eine konkrete medizinische Bestätigung nicht vorliegt, wurde jedoch angedeutet, dass der Stress unmittelbar mit schlechten Gewohnheiten, die den Blutdruck erhöhen, in Zusammenhang gebracht werden kann – dazu gehören, schlechte Schlafgewohnheiten, Überernährung und übermäßiger Alkoholkonsum.

Ob für Ihre Gesundheit oder für Ihr eigenes persönliches Wohlbefinden, die Bewältigung von Stress und von belastenden oder schwierigen Situation ist auf jeden Fall eine Lebensgewohnheit die jeder Mensch sich angewöhnen sollte. Im Allgemeinen gilt, das wer seinen Nerven Kostüm schont, dabei ach seinen Kreislauf schützt!

Wie dies auch für alle anderen Lebensstiländerungen der Fall ist, ist die Stressbewältigung eine Maßnahme die Zeit und Übungen erfordert. Nachfolgend finden Sie Tipps und Methoden durch die Sie Stress bewältigen und Burnout vermeiden können:

- **Regelmäßig Sport treiben:** Bei körperlicher Aktivität schüttet der Körper Endorphine aus. Diese Freisetzung hat auf Dauer positive Auswirkungen auf Ihren Blutdruck sowie auf Ihre Gesundheit im Allgemeinen! Neben der regelmäßigen Bewegung ist eine gesunde und ausgewogene Ernährung auch wichtig für die Stressresistenz.

- **Stressverursacher aufdecken:** Um Stress zu bewältigen und zu meiden ist es wichtig zu identifizieren welche Faktoren in Ihrem Alltag Ihren Stress verursachen. Versuchen Sie diese Stressoren, wo immer möglich, zu vermeiden oder wenigstens zu reduzieren.
- **Zeitmanagement:** Ein gutes Zeitmanagement hilft bei der Stressreduktion. Versuchen Sie, wenn möglich, außerberufliche Verpflichtungen einzuschränken und gewinnen Sie dadurch mehr Zeit für sich selber!
- **Aufräumen:** Ständige Unordnung kann zum Stress beitragen. Fangen Sie mit Ihrer Schreibtischoberfläche an und arbeiten Sie Schritt für Schritt weiter! Schaffen Sie sich ein Arbeits- und Lebensumfeld in dem Sie sich wohlfühlen.
- **Ausgleich finden:** Verpflichten Sie sich, sich Zeit für sich selber zu nehmen um sich zu entspannen und um die Gegenwart voll und ganz zu genießen. Phasen der Anspannung sollten Phasen der Entspannung folgen!
- **Nein sagen: Aufgaben nach Wichtigkeit kategorisieren und Alternativen suchen!** Identifizieren Sie Ihre Prioritäten und verstehen Sie das jeder Mensch, Sie selbst eingeschlossen, Einschränkungen hat. Niemand kann tausende Dinge gleichzeitig tun!
- **Enstpannungstechniken:** Versuchen Sie durch Meditation, oder anderen Entspannungsmethoden, zur Ruhe zu kommen!
- **Dankbarkeit praktizieren:** Man kann, indem man den Fokus auf das Positive legt, lernen mit

schwierigen Situationen und negativem Stress (Distress), besser klar zu kommen.

- **Verstehen, was Ihnen Freude bringt, und diese Aktivität bewahren und pflegen:** Das kann alles sein von einem langen entspannenden Spaziergang und Bücher lesen zur Förderung und Pflege von sozialen Beziehungen.

- **Manche Dinge sind einfach außerhalb Ihrer Kontrolle:** Verstehen was außerhalb Ihrer Kontrolle ist und akzeptieren, dass es Dinge gibt, die einfach so sind und die Sie nicht verändern können. Jedoch können Sie Ihre Emotionen kontrollieren und selber entscheiden, wie Sie mit dieser Situation umgehen: positiv oder negativ, gut oder schlecht.

Zusätzlich zu diesen Methoden gibt es weitere alternative Body-Mind Praktiken und Techniken. Diese können, wenn sie über lange Zeitspannen erfolgreich praktiziert werden, zur Blutdruckkontrolle und Senkung beitragen.

2. *Körper, Geist und Seele: Zusätzliche Alternative Therapien*

"The natural healing force within each one of us is the greatest force in getting well."

- *Hippocrates (c. 460 BC – c. 375 BC)*

Alternative Body-Mind Praktiken gehören, im Allgemeinen, zu Entspannungsverfahren die dabei helfen, Stress abzubauen. Die Body-Mind Methoden die in diesem Abschnitt besprochen werden, können bei der Behandlung von chronischen Schmerzzuständen, Asthma, Angstzuständen, Diabetes, Depression, Kopfschmerzen, Inkontinenz, Schlaflosigkeit und Panikstörungen, helfen. Hierzu ist es angebracht, darauf hinzuweisen, dass die exakten Auswirkungen von diesen alternativen Therapien auf den Blutdruck, weiterhin unklar bleiben.

Alle Methoden die in diesem Abschnitt besprochen werden, helfen auch bei der Stressbewältigung und dem Stressabbau. Wichtig ist es dennoch darauf hinzuweisen, dass die Methoden die hier besprochen werden, nicht anstatt von den Maßnahmen die in *Abschnitt 3* besprochen wurden (Übergewichtabbau, Salzkonsumeinschränkung, Rauchverzicht, Blutdruck-Medikamente), verwendet werden sollten. Die nichtkonventionellen Therapien die hier besprochen werden sollten deshalb nur zusätzlich durchgeführt werden, als ein Mittel durch die die konventionellen Therapien erweitert werden können.

Zu den Body-Mind Methoden die hier erörtert werden, gehören die Meditation, die Hypnotherapie (medizinisch eingesetzte Hypnose) und das Biofeedback-Verfahren.

Meditation

Das Ziel der Meditation liegt darin, seine Gedanken zur Ruhe zu bringen. Die Meditation ist eine Technik, durch die man erlernt, sich selbst zu erkennen und seine Gedanken in Kontrolle zu bekommen. Es gibt verschiedene Meditationstechniken die dabei helfen, innere Ruhe zu finden.

Hoher Blutdruck wird oft auch durch Stress ausgelöst. Durch eine regelmäßige Meditationpraxis kann man erlernen, kontrollierte, ruhige und friedvolle Geistesstände zu erreichen. Die Meditation hilft dabei, den Anteil an Stresshormonen im Körper zu verringern. Wenn man sich in einem Zustand der Meditation befindet und der Körper sich entspannt, erhöht sich die Produktion von Stickstoffmonoxid (NO) in dem Körper. Das Molekül NO, welches zu der Erweiterung der Blutgefäße beiträgt, hilft daher dabei, den Blutdruck zu senken.

Die Meditation birgt viele Vorteile, von tiefer Entspannung, verbesserter Gesundheit, tiefer innerer Zufriedenheit, Absinken des Stresshormons, zur Energiesteigerung und Steigerung des allgemeinen Wohlbefindens.

Man kann bequem von Zuhause aus meditieren. Es gibt allerdings auch eine Vielzahl von unterschiedlichen Apps, Podcasts und Online-Videos die für geführte Meditationen verwendet werden können. Landesweit gibt es auch verschiedene Meditationszentren wo man an einem Kurs teilnehmen kann und so in einer Gruppe meditieren kann.

Hypnotherapie (medizinisch eingesetzte Hypnose)

Hypnotherapie is eine Praxis in der eine Person (Körper, Geist und Seele) zu einem erhöhten Aufmerksamkeits- und tiefen Entspannungszustand gebracht wird. Hypnotherapie wird benutzt um – unter anderem – die psychologischen Effekte von Kopfschmerzen, Sorgen und Phobien zu lindern. In einigen Fällen hat die Hypnotherapie Menschen dabei geholfen, das Rauchen aufzugeben, Gewicht abzunehmen, welches beides auch zu der Blutdrucksenkung beiträgt.

Biofeedback

Biofeedback ist eine von geschulten Fachkräften eingesetzte Technik, die dabei hilft, unwillkürliche Körperfunktionen, wie zum Beispiel den Blutdruck, die Hinströme oder die Herzfrequenz, zu kontrollieren. Anders ausgedrückt, Biofeedback ist eine Methode durch die man unbewusste

Körperfunktionen bewusstmacht.

Biofeedback, welches dabei hilft das körperliche und seelische Wohlbefinden zu fördern, kann gegen verschiedene Zustände wirksam sein, aber wird generell eingesetzt um Migränen, Kopfschmerzen oder chronische Schmerzen zu behandeln. Zudem gibt es eine Vielzahl verschiedener Verfahren und Biofeedback-Methoden die von Therapeuten verwendet werden.

Weitere Informationen zu Biofeedback und den verschiedenen Therapien finden Sie auf www.dgbfb.de (Deutsche Gesellschaft für Biofeedback e.V.).

Alternative Body-Mind Praktiken können benutzt werden um Ihre bestehende Blutdrucktherapie zu ergänzen und zu verstärken. Diese alternativen Therapien, in Verbindung mit den anderen blutdrucksenkenden Methoden die in *Abschnitt 3* besprochen wurden, können sehr wirkungsvoll sein. Zuletzt sollte man dennoch beachten, dass obwohl diese Praktiken im Allgemeinen sicher sind, gibt es, wie bei der jeder Praxis, Risiken und mögliche Nebenwirkungen. Deshalb empfiehlt es sich, immer erst einen Arzt zu konsultieren, sollten Sie irgendwelche Bedenken haben.

3. *Nahrungssupplemente und Medikamente: Was darf, was nicht?*

Genau so wie es Drogen und Medikamente gibt die den Blutdruck senken, gibt es auch einige Medikamente die den Blutdruck erhöhen.

Schmerzmedikamente

Verschreibungspflichtige sowie rezeptfreie Nicht-Steroid-Entzündungshemmern (NSAIDs) können den Blutdruck erhöhen. Zu den gängigen NSAIDs die den Blutdruck erhöhen, gehören:

- Ibuprofen (z.B. Advil) und
- Naproxen (Anaprox, Aleve).

Andere Schmerzmedikamente die ebenfalls zu einem Blutdruckanstieg beitragen können:

- Indomethacin (z.B. Indocin) und
- Piroxicam (Feldene).

Abgesehen von NSAIDs gibt es noch viele andere Medikamente und Nahrungssupplemente die den Blutdruck erhöhen können und diese werden in diesem Abschnitt bedeckt.

Hustenmedikamente

Hustenmedikamente beinhalten oft NSAIDs sowie abschwellende Wirkstoffe. Diese abschwellenden Wirkstoffe können einen Anstieg des Blutdrucks und des Herzschlagens auslösen. Falls Sie Blutdruck-Medikamente nehmen, können diese abschwellende Wirkstoffe die Bluthochdruck Medizin ineffektiv machen.

Dazu zählen:

- Phenylephrine (Neo-Synephrine).
- Pseudoephedrine (Sudafed).

Falls Sie unter Bluthochdruck leiden oder sich in dem Bluthochdruckrisikobereich befinden, und eine Erkältung, Husten oder eine Sinus-Infektion haben, ist es geraten Ihren Arzt aufzusuchen, der Ihnen dann alternative Hustenmedikamente verschreiben kann, wie zum Beispiel Nasensprays oder Antihistaminika.

Kopfschmerz-Medikamente

Manche Medikamente die zur Behandlung von Depressionen oder Migränen eingesetzt werden können auch zu einem Blutdruckanstieg beitragen. Falls Sie bereits unter Bluthochduck leiden, wird empfohlen, einen Arzt zu Rat zu ziehen, bevor Sie irgendwelche Medikamente zur Entlastung von Migränen oder Kopfschmerzen nehmen.

Antidepressiva

Manche Antidepressiva enthalten chemische Stoffe die einen Blutdruckanstieg verursachen können. Zu diesen gehören:

- Fluoxetine (z.B. Prozac und Sarafem),
- Monoaminooxidase-Hemmer (MAOHemmer).
- Tricyclic Antidepressiven.
- Venlafaxine (Effexor XR).

Falls Sie Antidepressive einnehmen ist es empfohlen, Ihre Blutdruckwerte regelmäßig zu überprüfen und zu überwachen. Falls Sie bereits Bluthochdruck haben und Antidepressiva nehmen, wird dringend geraten mit einem Arzt zu sprechen und über alternative Verordnungen oder Therapien nachzudenken.

Empfängnisverhütung

Wie bereits erwähnt können Geburt Kontrolltabletten das Risiko von Bluthochdruck erhöhen. Deshalb ist es wichtig das Frauen die Geburt Kontrolltabletten einnehmen Ihren Blutdruck regemäßig und kontinuierlich überprüfen.

Immunosuppressiva

Immunosuppressiva können die Nierenfunktion beeinträchtigen und können ebenfalls einen Blutdruckanstieg hervorrufen.

Zu den Immunosuppressiva die einen Blutdruckanstieg auslösen können, gehören:

- Cyclosporine (Neoral, Sandimmune) und
- Tacrolimus (Prograf).

Falls Sie momentan Immunosuppressiva einnehmen, ist es empfohlen Ihre Blutdruckwerte in regelmäßigen Abständen messen zu lassen, sowie Ihren Arzt zu konsultieren in dem Fall das Sie Bluthochdruck haben.

Pflanzliche Präparate

Es wird dringend empfohlen, vor der Einnahme von naturheilkundlichen oder pflanzlichen Heilmitteln Rücksprache mit Ihrem Arzt oder Ihrem Apotheker zu halten. Dies gilt insbesondere für Patienten die bereits unter Bluthochdruck leiden da einige pflanzliche Präparate einen Bluthochdruck erschweren können oder die Funktion von Blutdruckmedikamenten beeinträchtigen können.

Zu den pflanzlichen Präparaten die Ihren Blutdruck

beeinflussen können, gehören die folgenden:

- Arnika
- Orangenbaum / Pomeranze
- Ephedra (Meerträubchen)
- Ginkgo
- Ginseng
- Guarana
- Lakritze
- Senna
- Johanniskraut

4. *Salz und Kalium als natürliche Gegenspieler*

Wie bereits erwähnt, die Begrenzung des Salzkonsums kann dabei helfen, den Blutdruck zu senken. Genauso wie die Salzaufnahme den Blutdruck beeinträchtigt, gibt es auch andere Elektrolyte und Mineralien die den Blutdruck beeinflussen können.

Klinische Studien haben gezeigt, dass zu wenig Kalium den gleichen Effekt auf den Blutdruck hat wie zu viel Natrium. Deshalb ist eine Ernährung, die eine Vielzahl von natürlichen Kaliumquellen enthält, ebenfalls äußerst wichtig für die Blutdruckkontrolle. Kalium hilft dabei, den negativen Auswirkungen von Natrium entgegenzuwirken.

Die empfohlene tägliche Zufuhr von Kalium liegt bei **4.7 Gramm (4,700 Milligramm).**

Lebensmittelkennzeichnungen zeigen normalerweise an, wie viel Kalium ein Produkt beinhält. Das beste und reichste Kalium wird allerdings aus natürlichen Rohprodukten gewonnen. Die folgende Liste ist erstellt, um Ihnen einen allgemeinen Überblick über die natürlichen Nahrungsmittel und ihren entsprechenden Natriumgehalt zu verschaffen.

NAHRUNGSMITTEL (Wie viel?) = KALIUMGEHALT (in

mg)

- Kürbis (1 Tasse) = 900
- Avocado (1/2 mittelgroße Avocado) = 680
- Banane (1 mittelgroße Banane) = 451
- Cantaloup-Melone, Buttermelone (1 Tasse) = 450
- Gekochter Spinat (1 Tasse) = 839
- Datteln (10 Stück) = 541
- Getrocknete Aprikosen (10 Hälften) = 482
- Getrocknete Feigen (5 Stück) = 666
- Honigmelone (1/4 Melone) = 940
- Mango (1 mittelgroße Mango) = 323
- Orange (1 mittelgroße Orange) = 250
- Orangensaft (1 Tasse) = 450
- Gebratene Kartoffel (1 mittelgroße Kartoffel) = 844
- Pflaumen (10 mittelgroße Pflaumen) = 626
- Rosinen (1/2 Tasse) = 375
- Erdbeeren (1 Tasse) = 247
- Süßkartoffel (1 Tasse) = 950
- Tomatenpüree (1/2 Tasse) = 525
- Winterkürbis (1/2 Tasse) = 445

Im Großen und Ganzen sollte man versuchen mindestens 3.5. Gramm Kalium pro Tag zu verzehren; optimal wäre 4.7 Gramm täglich. Darüber hinaus bringt der erhöhte Kaliumverzehr weitere zusätzliche Vorteile: neben der Blutdruckerniedrigung hilft Kalium auch dabei, den Herzrhythmus zu stabilisieren und auch bei der Vorbeugung von Nierensteinen. Um sicherzustellen, dass Sie täglich eine gesunde Menge Kalium aufnehmen, sollten

Sie versuchen mindestens fünf Portionen Obst und Gemüse pro Tag zu sich zu nehmen.

ABER ACHTUNG: Falls Sie unter einer Nierenerkrankung leiden, könnte die erhöhte Aufnahme von Kalium schädlich sein. In diesem Fall ist dringest empfohlen, einen Arzt aufzusuchen um Alternativen zu besprächen.

5. *Mineralstoffmangel ausgleichen: Calcium und Magnesium*

Kalium, im Vergleich zu Calcium und Magnesium, hat relativ betrachtet, den größten Effekt auf den Blutdruck. Dessen ungeachtet ist die Elektrolytbalance, in dem Kalzium und Magnesium einbezogen sind, enorm wichtig für den Körper und für die kardiovaskuläre Gesundheit.

Calcium ist für die gesunde Entwicklung und Instandhaltung von Knochen und Zähnen wichtig. Zudem ist ein normales Calciumniveau im Blut wichtig, um das reibungslose Funktionieren von Muskeln, Nerven, und dem Herzrhythmus, aufrecht zu erhalten.

Magnesium unterstützt den Energiestoffwechsel und ist wichtig für das Aufrechterhalten der Muskeltätigkeit, der Körpertemperaturen und der Nervenfunktion.

Manche Untersuchungen haben auch angezeigt, dass Calcium und Magnesium, neben den oben genannten Nutzen, auch weitere gesundheitliche Vorteile umfassen, die teilweise gegen Krankheiten wie Bluthochdruck, Diabetes und Krebs schützen.

Calciumbedarf: Wie viel Calcium ist notwendig?

Altersgruppe	Calcium: Empfohlene Tagesdosis	Maximale tägliche Aufnahme (sollte nicht überschritten werden)
Säuglinge 0 – 6 Monate	200 mg	1000 mg
Säuglinge 7 – 12 Monate	260 mg	1500 mg
Kinder 1 – 3 Jahre	700 mg	2500 mg
Kinder 4 – 8 Jahre	1000 mg	2500 mg
Kinder 9 – 18 Jahre	1300 mg	3000 mg
19 – 50 Jahre Männer und Frauen	1000 mg	2500 mg
51 – 70 Jahre Frauen	1000 mg	2000 mg
Männer	1200 mg	2000 mg
71 Jahre und älter Männer und Frauen	1200 mg	2000 mg

Magnesiumbedarf: Wie viel Magnesium ist notwendig?

Altersgruppe	Magnesium: Empfohlene Tagesdosis
Säuglinge 0 – 6 Monate	30 mg
Säuglinge 7 – 12 Monate	75 mg
Kinder 1 – 3 Jahre	80 mg
Kinder 4 – 8 Jahre	130 mg
Kinder 9 – 13 Jahre	240 mg
14 – 18 Jahre	
Mädchen	360 mg
Jungen	410 mg
19 – 30 Jahre	
Frauen	310 mg
Männer	400 mg
31 Jahre oder älter	
Frauen	320 mg
Männer	420 mg
Schwangere	
Frauen	350 mg
19 – 30 Jahre	360 mg
31 Jahre oder älter	
Stillende Frauen	
19 – 30 Jahre	310 mg
31 Jahre oder älter	320 mg

Dunkles Blattgemüse, Hülsenfrüchte, Nüsse, Körner, Fisch und Vollkornprodukte sind die besten und natürlichsten Magnesiumquellen. Die folgende Liste wurde erstellt, um Ihnen einen allgemeinen Überblick über die natürlichen Nahrungsmittel und ihren entsprechenden Magnesiumgehalt zu verschaffen.

NAHRUNGSMITTEL (Wie viel?) = MAGNESIUMGEHALT (in mg)

- Bohnen (3/4 Tasse) = 58 – 89
- Frühstücksflocken (30 g) = 49 – 69
- Gekochte Kartoffel mit der Haut (1 mittelgroße Kartoffeln) = 47 – 52
- Avocado (1 Tasse) = 44
- Milch (1 Tasse) = 24 – 27
- Joghurt (8 Unzen) = 42
- Banane (1 mittelgroße Banane) = 32
- Apfel (1 mittelgroße Apfel) = 9
- Spinat (1/2 Tasse) = 83
- Brokkoli (1/2 Tasse) = 12
- Kürbiskerne (1/4 Tasse) = 307
- Sonnenblumenkerne (1/4 Tasse) = 129
- Mandeln (1/4 Tasse) = 88 – 109

Aus all den genannten Gründen ist der Elektrolythaushalt extrem wichtig für Ihre Gesundheit und Ihren Blutdruck. Verschiedene Forscher haben gezeigt, dass eine Ernährung – die wenig Natrium enthält, aber dafür umso mehr Kalium,

Calcium und Magnesium – eine entscheidende und unverzichtbare Rolle bei der Blutdruckkontrolle spielt. Die DASH-Diät die in *Abschnitt 3.2 und 3.3.* erläutert wurde, versichert eine gesunde Menge von Magnesium und Calcium durch den Verzehr von Obst, Gemüse, fettfreien und fettarmen Milchprodukten.

Abschnitt 5: Schlussbemerkung

Liebe Leserin, lieber Leser,

Ich möchte diese Gelegenheit nutzen, um Ihnen für die Erwerbung von diesem Buch zu danken. Ich hoffe das Sie jetzt ein solides Verständnis haben, was den Bluthochdruck betrifft, seinen Ursachen, Auswirkungen, und wie man ohne Medikamente den Blutdruck senken kann. Ich hoffe das dieses Buch Sie mit dem nötigen Wissen ausgestattet hat, um Sie auf Ihrer Reise und Schaffung einer gesünderen Zukunft zu unterstützen.

Zuletzt sei angemerkt, dass jede kleine Verbesserung ein Schritt in die richtige Richtung ist und dass der erste Schritt der wichtigste ist. Fangen Sie klein an, und versuchen Sie, sich kontinuierlich zu verbessern. Am wichtigsten ist jedoch, dass Sie dabei Spaß haben, immer optimistisch bleiben und ausschließlich an Ihrem Ziel ausgerichtet sind! Die Förderung Ihrer Gesundheit und die dauerhafte Erniedrigung Ihres Blutdrucks ist die wichtigste Investition die Sie machen können: Eine Investition in Ihre Gesundheit, Ihr Wohlbefinden und letzten Endes in Ihre Fröhlichkeit!

Abschließend möchte ich Ihnen viel Erfolg bezüglich Ihrer Selbstverwirklichung und der Erfüllung Ihrer Ziele wünschen. Ich schätze Ihr Feedback und würde mich freuen, wenn Sie mir Ihre Anregungen, Kritik und hoffentlich auch Lob, mitteilen würden. So kann ich in Zukunft noch besser auf Ihre Wünsche eingehen. Bewertungen können auf der Amazon-Seite hinterlassen werden.

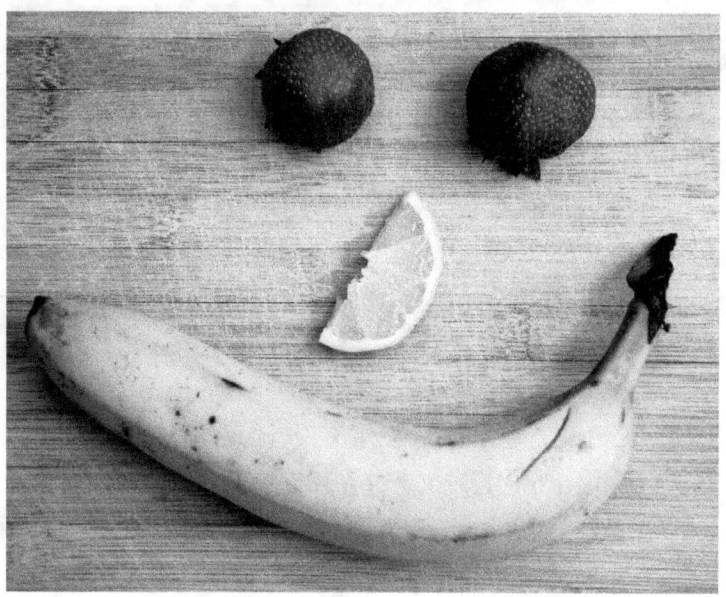

Vielen lieben Dank,

Eva Coleman

Bonus 1: Bluthochdruck vermeiden und heilen mit fünf Geheimlösungen!

Lösungen bei Hypertonie 1: Tomaten und Tomatenextrakt

Tomaten-Extrakt enthält Carotinoide wie zum Beispiel Lycopin, Betacarotin und Vitamin E. Diese Substanzen sind und wirken als Antioxidantien, die die Entwicklung von Arteriosklerose verlangsamen. Wissenschaftler und Wissenschaftlerinnen von der Universität Negev in Israel haben gezeigt, dass die Behandlung mit Tomaten-Extrakt reich an Antioxidantien von Patienten mit Hypertonie Stufe 1, die Blutdruckwerte senken können. In einer kleinen Studie hat eine ausgewählte Gruppe (mit Stufe 1 Bluthochdruck), 250 Milligramm Tomaten-Extrakt (welches rund 15 Milligramm Lycopin enthält) pro Tag, über einen Zeitraum von acht Wochen, eingenommen. Die tägliche Aufnahme von Tomaten-Extrakt, die Forschung ergab, hat eine Senkung des systolischen Blutdrucks bei zehn Punkten und des diastolischen Blutdrucks bei 4 Punkten bewirkt.

Weitere Studien weisen darauf hin, dass der regelmäßige Verzehr von Tomaten oder Tomatenextrakt positive Auswirkungen auf den Blutdruck hat. Obwohl Wissenschaftler sich derzeit noch nicht genau sicher sind, wie Tomaten zu der Blutdruckregulierung beitragen, wurden die positiven Effekte dennoch dem Antioxidans Lycopin zugeschrieben. Es sind allerdings weitere Forschungsarbeiten erforderlich, bevor man entsprechende

Empfehlungen abgeben kann. Dessen ungeachtet tut eine ausreichende Einnahme von Lycopin garantiert gut. Das Antioxidans kann in roten Früchten wie Tomaten, rosa Grapefruit oder Wassermelone gefunden werden. Beachten Sie aber, das die Einnahme von Tomatenextrakt kein Ersatz für ärztliche Empfehlung, verschriebene Medikamente, Empfehlungen zum Lebensstil oder präventiven Maßnahmen ist.

Lösungen bei Hypertonie 2: Traubensamenextrakt

Es hat sich gezeigt das Traubensamenextrakt, welches die Erweiterung der Blutgefäße begünstigt, ebenfalls blutdrucksenkend wirkt. Eine Studie der Universität Kalifornien hat die blutdrucksenkende Fähigkeit von Traubensamenextrakt bei Menschen mit Hypertonie evaluiert. Die Studie hat ergeben, dass alle Beteiligte durchschnittlich eine Senkung des systolischen Blutdrucks bei zwölf Punkten und des diastolischen Blutdrucks bei acht Punkten empfunden haben. Die Wissenschaftler sind zu der Schlussfolgerung gelangt, dass Traubensamenextrakt für Menschen mit Hypertonie ein sicheres Mittel für die Reduzierung des Blutdrucks ist. Allerdings ist es immer noch ratsam, vor der Einnahme von Traubensamenextrakt Rücksprache mit Ihrem Arzt oder Ihrem Apotheker zu halten. Zuletzt sollte auch darauf hingewiesen werden, dass die Studie von Polyphenolics Inc., ein Hersteller von Traubensamenextrakt, finanziert wurde.

Lösungen bei Hypertonie 3: Kakao

Obwohl dies nicht offiziell bestätigt ist, herrscht die Ansicht das Kakao ebenfalls positive blutdrucksenkende Auswirkungen hat. Kakao hat offensichtlich positive Auswirkungen auf den Blutdruck, Thrombozyten-Funktion, Gefäßfunktion und Insulinresistenz. Wissenschaftler der Cochrane Collaboration fanden das Zartbitterschokolade und Kakao beide blutdrucksenkende Effekte beinhalten. Dies beruht darauf, dass Lebensmittel die Flavanole enthalten die Produktion von Distickstoffoxid im Körper fördern. Distickstoffoxid erweitert und öffnet die Blutgefäße. Kakao Flavanole hilft somit, durch erhöhter flussgesteuerten Vasodilatation, den Blutdruck zu senken und auch dabei, den Blut-Cholesterinspiegel zu verbessern. Vasodilatation ist die Weitung von Blutgefäßen, die eine Blutdrucksenkung hervorruft.

Langdauernde klinische Untersuchungen sind allerdings erforderlich bevor man die eindeutigen Effekte von Kakao auf die kardiovaskuläre Gesundheit konkret feststellen kann. Trotzdem können Kakaoprodukte, die reichlich Flavanol beinhalten, den Blutdruck über eine kurze Zeitspanne bei rund 2 – 3 mm Hg senken. In diesem Zusammenhang ist es jedoch wichtig anzumerken, das nur hochwertige Kakao, dunkle Schokolade und Bitterschokolade zählt.

Lösungen bei Hypertonie 4: L Arginin

L Arginin ist eine Aminosäure die, mit zwiespältigem Erfolg, bei manchen Menschen blutdrucksenkende Wirkungen hat. Die Aminosäure ist als Supplement erhältlich, kommt aber auch in vielen Nahrungsmitteln vor wie z.B. Vollkorngetreide, Bohnen, Milchprodukte, Soja, Nüsse, Fisch und in rotem Fleisch.

L Arginin verwandelt sich in Stickstoffmonoxid im Körper. Die Salpetersäure bewirkt wiederum eine Vasodilatation (Weitung) der Blutgefäße. Die meisten Menschen produzieren auf natürlichem Wege genügend L Arginin. Obwohl vorläufige Untersuchungen darauf hinweisen das L Arginin die Blutgefäßerweiterung verbessert, sind größere Studien erforderlich bevor wir positiv bestimmen können, ob L Arginin sicher und zuverlässig für die Blutdrucksenkung benutzt werden kann.

Zuletzt ist es wichtig zu beachten, dass ein Arginin-Zuschuss auf andere Medikationen, einschließlich Blutdruck-Medikationen, einwirken kann. Deshalb ist es extrem wichtig, besonders, wenn Sie gesundheitliche Probleme haben oder bereits Medikamente einnehmen, mit Ihrem Arzt zu sprechen bevor Sie irgendwelche Nahrungsergänzungsmittel, von pflanzlichen oder anderen Zubereitungen, einnehmen.

Lösungen bei Hypertonie 5: Pycnogenol

Eine weitere kaum bekannte Maßnahme zur Unterstützung der Regulierung des Blutdruckes ist die Einnahme von Pycnogenol; eine Nahrungsergänzung mit dem Antioxidans Pycnogenol (teilweise auch Pinienrindenextrakt genannt), die von der Pinienrinde gewonnen wird.
Forschungsergebnisse, die in der Fachzeitschrift *Life Sciences* erschienen sind, legen nahe, dass Pycnogenol bei der Blutdruckregulierung helfen kann und gleichzeitig auch dabei, die Notwendigkeit von Blutdruck-Medikamenten zu reduzieren.

In einer Placebo-kontrollierten Studie mit Hypertoniker nahmen alle Patienten Medikamente gegen Bluthochdruck. Die Studie hat ergeben, dass die Patienten die Pinienrindenextrakte aufgenommen haben, nachträglich weniger Medikamente gegen Bluthochdruck einnehmen mussten. Nach 12 Wochen konnten die Probanden die den Extrakt eingenommen haben, Ihren Blutdruck mit einer 15 Milligramm Dosierung von Blutdruckmedikamenten im normalen Blutdruckbereich halten. Die Gruppe die das Placebo bekam, benötigte dahingegen durchschnittlich eine 21,6-Milligramm-Dosis. Die Forschenden kamen daher zu der Bewertung, dass die Aufnahme von Pycnogenol die Normalisierung des Blutdruckes unterstützt. Die antioxidative Wirkung von Pycnogenol, die das Immunsystem stimuliert und die Durchblutung verbessert, wurde in früheren Studien bereits bestätigt.

Wie im Falle anderer Supplemente wird es, wegen
potenziellen Nebenwirkungen und möglichen
unerwünschten Wechselwirkungen mit anderen
Medikamenten, dringend geraten vor der Verwendung von
Pycnogenol mit Ihrem Arzt beziehungsweise Ihrer Ärztin zu
sprechen. Die ärztliche Konsultation ist zwingend
erforderlich, insbesondere bei Kindern, schwangere Frauen,
Diabetiker und Personen mit gesundheitlichen
Komplikationen.

Bonus 2: Gesund und schlank: Leckere Saftrezepte zum Selbermachen

Die Entsaftung ist eine leckere und gesunde Angewohnheit, die Spaß macht und die man auch benutzen kann, um überreife Früchte zu benutzen. Es ist mir daher eine große Freude, hier meine Lieblingsrezepte mit Ihnen zu teilen. Dennoch sollte beachtet werden, dass diese Säfte eine ausgewogene Ernährung, wie zum Beispiel die DASH-Diät, nicht ersetzen sollten. Obwohl das Saftfasten viele Vorteile für die Gesundheit birgt, ist diese nicht für alle Menschen geeignet. Deshalb sollte jeder – und besonders Personen die Medikamente einnehmen, Bluthochdruck oder irgendwelche andere Gesundheitsprobleme haben – vorher immer mit einem Arzt sprechen. Im Gespräch mit dem Arzt lässt sich klären, ob Saftfasten für Sie geeignet ist oder nicht!

Die Zubereitung von Smoothies könnte nicht einfacher sein: Einfach alle Zutaten in den Mixbehälter geben und pürieren!

Frühstücks-Smoothie

Zutaten:

- 1 Tasse Gemischte Beeren
- 1 mittelgroße Banane
- 1 mittelgroße Birne

- 1 Scoop ProFibe
- 2 Unzen tiefgekühlter Orangensaftkonzentrat
- 4 Unzen Ei-Ersatz
- 8 Unzen fettfreie oder fettarme Milch oder Mandelmilch
- 8 Unzen Wasser oder Orangensaft

Sommer-Medley

Zutaten:

- 2 Tassen Cantaloupe-Melonenstückchen
- 2 Tassen Honigmelonenstückchen
- 2 Tassen kernlose Wassermelonenstückchen
- 2 Esslöffel Honig
- 8 Unzen Orangensaft

Banane-Blaubeere Detox Shake

Zutaten:

- 1 – 2 Tassen frische oder gefrorene Blaubeeren
- 1 Scoop ProFibe
- 2 mittelgroße Bananen
- 2 Unzen tiefgekühlter roter Traubensaftkonzentrat
- 4 Unzen Ei-Ersatz
- 8 Unzen fettfreie oder fettarme Milch oder Mandelmilch

- 8 Unzen Wasser

Banane-Erdbeere Smoothie mit Kakao

Zutaten:

- 1 mittelgroße Banane
- 1 Scoop ProFibe
- 2 Tassen frische oder gefrorene Erdbeeren
- 2 Unzen tiefgekühlter weißer Traubensaft
- 2 Esslöffel Kakaopulver
- 4 Unzen Ei-Ersatz
- 8 Unzen fettfreie oder fettarme Milch oder Mandelmilch
- 8 Unzen Wasser

Tropischer Fruchtcocktail

Zutaten:

- 1 mittelgroße Banane
- 1 mittelgroße Mango oder 1 Tasse gefrorene Himbeeren
- 1 Scoop ProFibe
- 1 Esslöffel Honig
- 2 Esslöffel Kakaopulver
- 4 Unzen Ei-Ersatz

- 8 Unzen fettfreie oder fettarme Milch oder Mandelmilch
- 8 Unzen Wasser

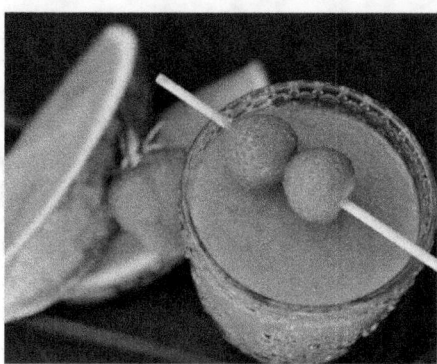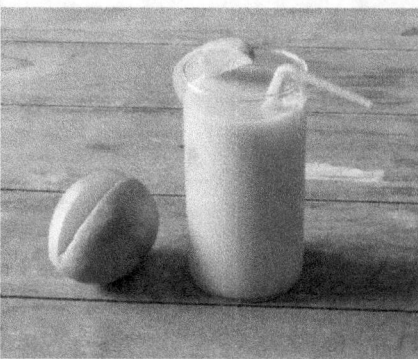

Bonus 3: Rezepte für den optimalen Blutdruck!

Salate

Drei-Bohnen-Salat

Zutaten:

- 1 Teelöffel Salz
- 1 Teelöffel Pfeffer
- 16 Unzen grüne Bohnen aus der Dose, abgegossen und gespült
- 16 Unzen Garbanzo Bohnen aus der Dose, abgegossen und gespült
- 16 Unzen Kidneybohnen aus der Dose, abgegossen und gespült
- 1/2 Tasse Rapsöl
- 1/2 Tasse gehackte rote Zwiebel
- 1/2 zerkleinerte Cherry-Tomaten
- 3/4 Tasse Rot- oder Weißwein-Essig
- 2 Esslöffel Zitronensaft

Kochanleitung:

1. Die Bohnen abgießen und mit kaltem Wasser abspülen um Reste des Natriums zu entfernen.
2. Danach zerkleinert man die Zwiebel und die Tomate.

3. Die Tomate und die Zwiebel in eine große Schüssel fallen lassen und die anderen Zutaten hinzufügen, würzen und mischen.

4. Kühlen Sie die Schüssel für ein paar Stunden oder über Nacht, sodass die Mischung ein reiches Aroma entwickelt.

5. Dann noch einmal durchmischen und genießen!

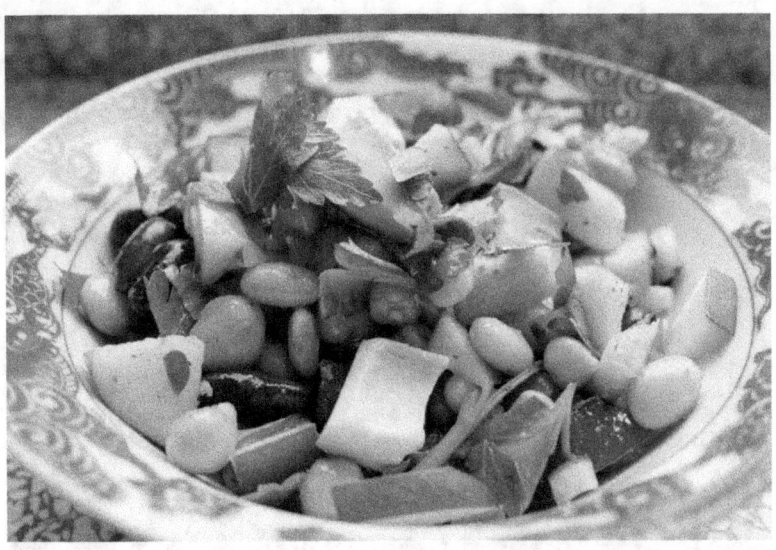

Süßkartoffelsalat

Zutaten:

- 2 große Kartoffeln mit Schale
- 1 Tasse Sellerie (4 – 5 Stangen), gewürfelt
- 1 Tasse Äpfel, gewürfelt
- 1/3 Tasse Walnüsse, zerkleinert

- 2 Esslöffel Zitronensaft
- Salz (optional)
- Fettarme Mayonnaise

Kochanleitung:

1. Kartoffeln waschen (die Schale enthält wichtige Nährstoffe und Fiber), in Würfel schneiden und für ca. 20 Minuten weichkochen. Wenn Sie möchten, eine Prise Salz hinzufügen.
2. Alle anderen Salatzutaten vorbereiten und in einer großen Schüssel vermischen.

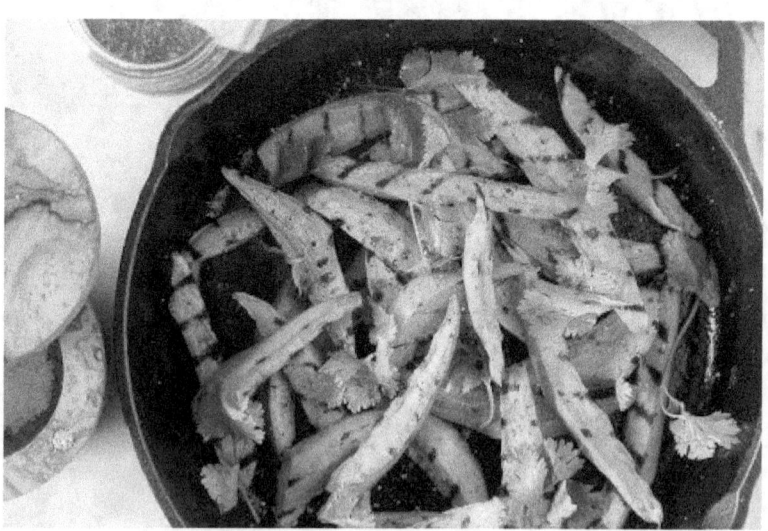

Suppen

Cremige Gemüsesuppe

Zutaten:

- 1 Tasse fettarme Sauerrahm (saure Sahne)
- 1/2 Teelöffel gemahlener weißer Pfeffer
- 1/2 Teelöffel Estragon
- 1/2 Teelöffel Thymian
- 2 Lorbeerblätter
- 4 Tassen Blumenkohl, Brokkoliröschen, Spargel, Karotten oder Wurzelgemüse
- 4 Tassen natriumreduziertes Gemüse-, Hühner- oder Rinderbrühe

Kochanleitung:

1. Alle Zutaten mit Ausnahme der sauren Sahne in einen großen Kochtopf geben, pfeffern und bedecken.
2. Zum Kochen bringen und dann bei geringer Temperatur köcheln lassen, ab und zu umrühren, bis das Gemüse weich ist (ungefähr 30 Minuten).
3. Die Suppe auskühlen lassen.
4. Die Lorbeerblätter entfernen und den Rest in einer Küchenmaschine oder einem Mischer pürieren.
5. Die Suppe wieder in den Topf setzen, die saure Sahne unterrühren und erneut aufheizen.

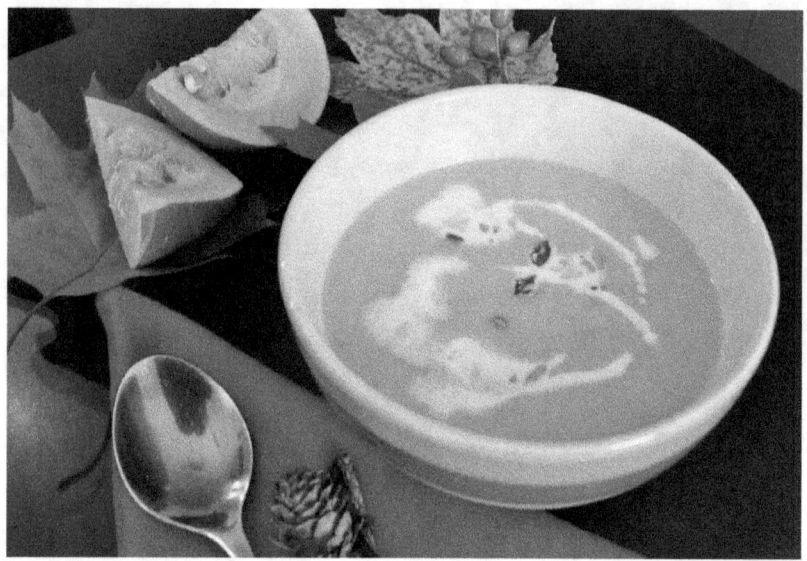

Minestrone Suppe

Zutaten:

- 1 Dose natriumreduzierte Italienische Tomaten, in Stücke geschnitten
- 1 Esslöffel Tomatenpaste
- 1 Dose weiße Bohnen oder Kidneybohnen, abgegossen und gespült
- 1 mittelgroße Zwiebel, zerhackt
- 1 Schalotte oder Frühlingszwiebel, zerhackt
- 1 Tasse Spinat
- 1/2 Tasse tiefgekühlte Erbsen
- 1/2 Esslöffel Gewürz (italienisch)
- 1/2 Teelöffel Pfeffer (schwarz frisch gemahlen)
- 2 Lorbeerblätter

- 2 Selleriestangen, gewürfelt
- 2 mittelgroße Karotten, geschält und geschnitten
- 2 Quarts natriumreduzierte Gemüse- oder Hühnerbrühe
- 2 Süßkartoffeln oder rote Kartoffeln, ungeschält und gewürfelt
- 2 Zucchini, gewürfelt
- 2 Teelöffel Olivenöl
- 3 Esslöffel Petersilie, zerkleinert
- 4 Unzen Makkaroni
- Salz (optional)

Kochanleitung:

1. Die Zwiebeln und die Schalotte (Frühlingszwiebel) zerkleinern und mit Olivenöl in einer heißen Pfanne goldbraun anbraten.
2. Die Karotten in die Pfanne beigeben und für 2 – 5 Minuten weiter braten.
3. Makkaroni, Spinat, Tomaten, Erbsen und Petersilie zur Seite legen.
4. Alle anderen Zutaten in den Topf geben, zum Kochen bringen und dann bei geringer Temperatur für ca. eine Stunde köcheln lassen.
5. Die anderen Zutaten (Makkaroni, Spinat, Tomaten, Erbsen und Petersilie) dazugeben und für ca. 10 Minuten köcheln lassen.
6. Die Suppe mit Salz und Pfeffer würzen und heiß servieren oder über Nacht aufbewahren und am nächsten Tag genießen!

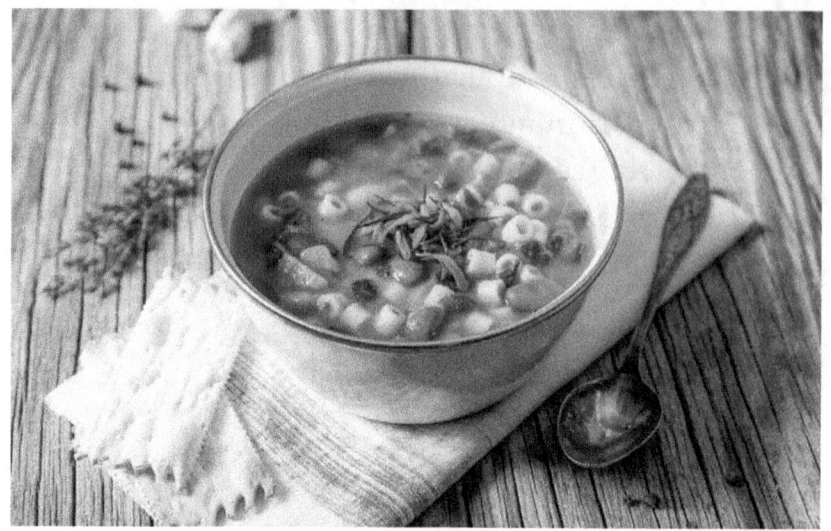

Hauptspeisen

Polenta mit mediterranem Gemüse

Zutaten:

- 1 ½ Tassen Polenta (Maisgrieß)
- 1 kleine Aubergine, geschält und gewürfelt
- 1 kleine grüne Zucchini, gewürfelt
- 1 kleine gelbe Zucchini, gewürfelt
- 1 rote Paprikaschote, von Kernen und Stielansatz befreit und feingeschnitten
- 1/4 Teelöffel schwarzer Pfeffer
- 10 Unzen Spinat, aufgetaut
- 10 reife Oliven, feingeschnitten

- 2 ½ Esslöffel Olivenöl
- 2 Flaschentomaten, feingeschnitten
- 2 Teelöffel transfettfreie Margarine
- 2 Teelöffels Oregano
- 6 Tassen Wasser
- 6 sonnengetrocknete eingelegte und abgetropfte Tomaten, feingeschnitten
- 6 mittelgroße Pilzen, in Scheiben geschnitten

Kochanleitung:

1. Die rote Paprikaschote, Aubergine, Pilze und Zucchinis vorbereiten (in Würfel schneiden) und mit Olivenöl bepinseln. Auf dem Grillrost über der Glut von jeder Seite grillen, bis das Gemüse weich und golden ist.
2. Den Backofen auf 180°C vorheizen.
3. Die Auflaufform mit transfettfreier Margarine bestreichen, Spinat abtropfen lassen und beides zur Seite stellen.
4. Das Wasser in einem mittelgroßen Kochtopf zum Kochen bringen, dann bei geringerer Temperatur die Polenta stufenweise einrühren und abschmecken.
5. Die Auflaufform zur Hälfte mit Polenta füllen und für ca. 10 Minuten backen lassen.
6. Nach 10 Minuten, die Auflaufform von dem Ofen entfernen, die Polenta mit dem entwässerten Spinat überlagern, mit Oliven, Tomaten und sonnengetrockneten Tomaten schichten, und dann zuletzt mit gebratenem Gemüse.

7. Mit Oregano und Pfeffer bestreuen und weitere 10 Minuten im Ofen garen.

8. Heiß servieren und genießen!

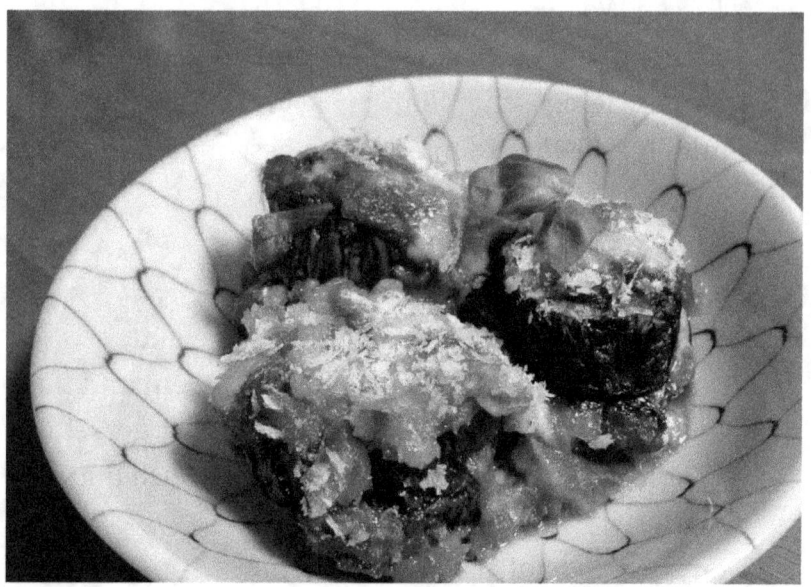

Quinoa Risotto mit Rocket Salat und Parmesan

Zutaten:

- 1 Esslöffel Olivenöl
- 1 Knoblauchzehe, zerhackt
- 1 Tasse Quinoa, gut gespült
- 2 Tassen Rucola, gründlich gewaschen
- 1 kleine Karotte, geschält und feingeschnitten
- 1/2 gelbe Zwiebel, gewürfelt

- 1/2 Tasse frische Shiitake-Pilze, in feine Scheiben geschnitten
- 1/2 Teelöffel Salz
- 2 1/4 Tassen natriumreduzierte Gemüsebrühe
- 1/4 Tasse Parmesankäse, gerieben
- 1/4 Teelöffel gemahlener schwarzer Pfeffer

Kochanleitung:

1. Das Olivenöl in einer mittelgroßen Pfanne aufheizen. Die Zwiebel dazugeben und für ca. 4 Minuten köcheln lassen.
2. Füge die Quinoaflocken und die Knoblauchzehe hinzu und lass es noch einmal für 1 Minute kochen.
3. Die Brühe hinzugeben und zum Kochen bringen und dann bei geringer Temperatur für ca. 12 Minuten köcheln lassen.
4. Die Pilze und Karotten zu dem Risotto hinzufügen und noch einmal für ca. 2 Minuten köcheln lassen.
5. Die Pfanne von der Kochstelle nehmen, Käse und Rucola unterrühren, mit Salz und Pfeffer abschmecken und sofort servieren.

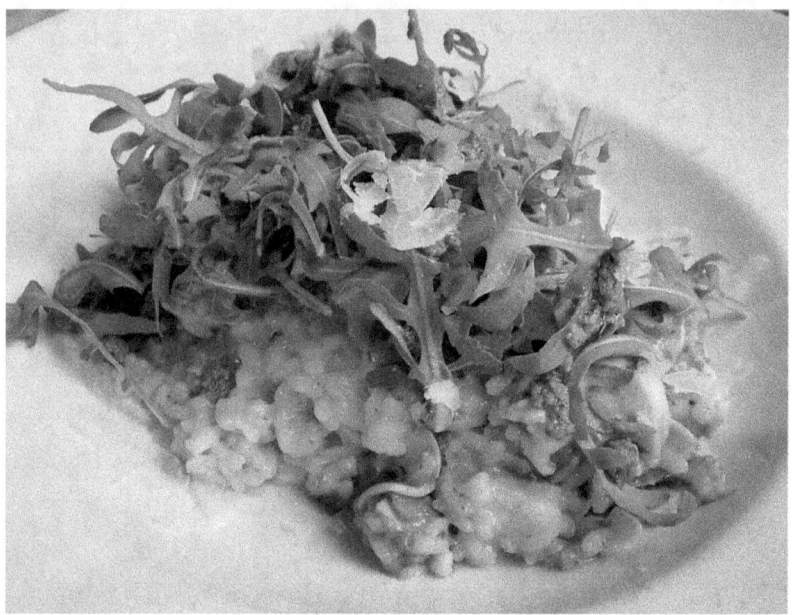

Desserts

<u>Mango mit Klebreis</u>

Zutaten:

- 1 Mango, geschält und in dünne Scheiben geschnitten
- 2 Tassen Klebreis, gekocht mit fettarmer Kokosmilch oder mit Hälfte Wasser und Hälfe Kokosmilch.
- Sesamsamen (optional)

Kochanleitung:

1. Die Mango in dünne Scheiben schneiden und mit dem warmen Reis auf einer Platte anrichten.
2. Mit Sesamsamen bestreuen und genießen!

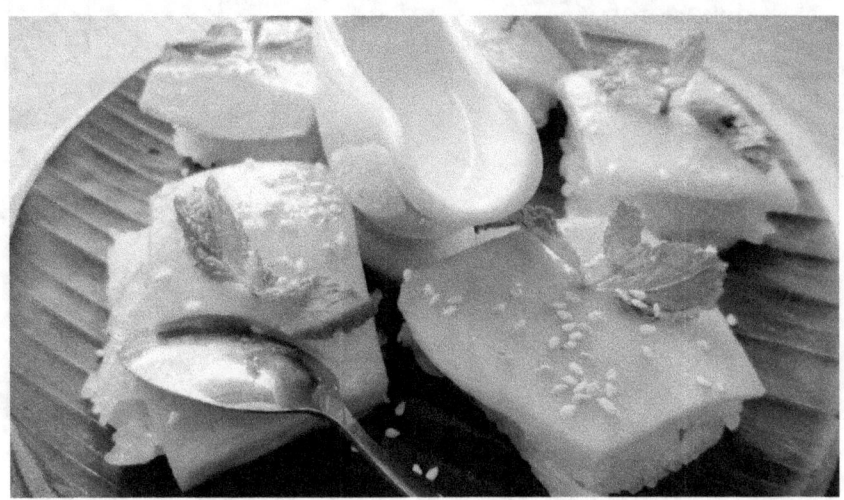

Bananensplit

Zutaten:

- 2 Bananen, längs in Scheiben geschnitten
- Fettarmer Vanilleeis
- Walnüsse, gewürfelt (optional)
- Kokosflocken (optional)
- Geschmolzene Zartbitterschokolade (optional)

Kochanleitung:

1. Die Bananen längs in Scheiben schneiden und mit Vanilleeis auf Desserttellern anrichten.
2. Mit Walnüssen, Kokosflocken und / oder geschmolzener Zartbitterschokolade nach Belieben dekorieren.
3. Genießen!

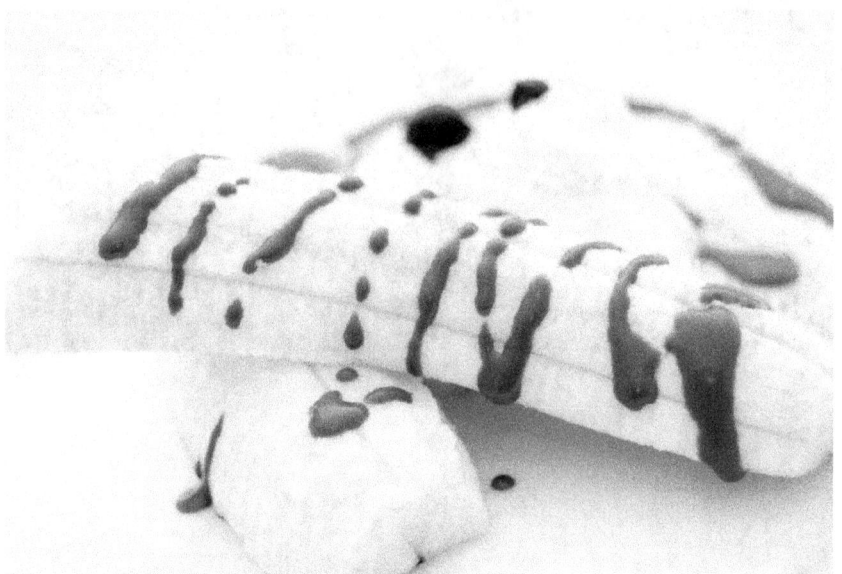

www.ingramcontent.com/pod-product-compliance
Lightning Source LLC
Chambersburg PA
CBHW060625290526
45793CB00001B/140